最初に知っておきたい

認知症

川崎幸クリニック院長
杉山 孝博 著

新日本出版社

まえがき

「知は力なり！　よく知ろう」――これは、私が工夫しました「上手な介護の十二カ条」の第一条です。

親思い・配偶者思いの介護者が一生懸命に介護しても、正しい知識を持たなければ、おそらく混乱に陥り、心身ともに消耗してしまうと思います。介護を受けている人の気持ちや状態がわかるようになり、上手に対応できるようになると、介護者の苦労が軽くなり、介護を受けている人の状態も必ずよくなるものです。

認知症の人の介護における最大の問題は、認知症の症状の理解が難しいことにあります。運動麻痺の不自由さ、高齢になって失明した人の不安さなど身体的な症状であれば、だれでもある程度体験的に理解できます。しかし、今言ったことも忘れてしまうひどい物忘れ、家族の顔すら忘れてしまう失認、金銭・物に対するひどい執着、徘徊、失禁など多彩な症状を理解することは極めて難しいものです。

「なぜ同じことを繰り返すのか」「なぜ世話をしている介護者に対してひどい症状を示し、よその人にはしっかりした対応をするのか」「家族の顔が分からなくなるのはどうしてなのか」「平気で嘘をつくのはどうしてか」など、認知症の様々な症状を私たちの体験では理解できません。だから認知症の介護は難しいのです。

認知症を理解し上手な対応が可能になるように筆者が工夫したのが、「認知症をよく理解するための九大法則・一原則」です。認知症の特徴を知ることで、認知症の人の示す異常な言動が決して異常ではなく、私たちも同じ状況であれば同じ言動をしているに過ぎないと理解できるようになると確信しています。

本書は、「しんぶん赤旗　日曜版」に、「知っておきたい　認知症」と題して、二〇一四年一一月九日号から二〇一五年四月五日号まで毎週連載した記事（通算二〇回）をまとめたものです。

連載中は、予想以上の反響がありました。一部ですが、引用させて頂きますと、

＊今まで不思議に思っていたことを具体的に分かりやすく書いてあるので、とてもよく理解できます（64歳男性）

＊「身近な人にほど意地悪に」、とても良く分かりました。私も長年認知症の姑を看まして、その通りの経験をしましたので、なるほどと思うことばかりでした（女性）

＊認知症の記事はとっても詳しく、新鮮な情報で目からウロコです（女性）

＊私は大学で医療を学んでいるので、とても興味深かったです。認知症の方の対応は難しいものがありますが、わかりやすく書かれていて、大変勉強になりました（22歳女性）

＊読むたびに祖母にこうしてやったらよかったのにと反省させられています（71歳男性）

＊記事を読んで、気持ちにゆとりを持って接しています。くすかみみほさんのイラストにもホッコリします（60代女性）

＊知っておきたい認知症、どれだけ助けられたか！　ありがとうございました（67歳女性）

＊杉山先生の「知っておきたい認知症」今まで読んだどの本よりもわかりやすく頭に入ってきます。是非単行本にしてください。よろしくお願いいたします（60歳女性）

新日本出版社から本書の出版を勧められた時、正直に言って迷いました。なぜなら、著者紹介にありますように、私は認知症に関するたくさんの書籍を著作・監修していますから、さらに類書を出す意味があるかと迷ったためです。しかし、延べ三〇〇通以上の反響や、単行本にして欲しいという要望に応える必要があると考え、本書の出版を決心しました。

本書により、認知症に対するさらなる理解が進み、日々介護で悩んでおられる家族の方たちのお役にたてば幸いです。

最後に、連載でお世話になった「しんぶん赤旗　日曜版」編集部の古荘《ふるしょう》智子様、「ホッコリした」イラストを描き転載に同意して頂いたくすかみみほ様、編集・出版の労をとって頂いた新日本出版社の田所稔様に感謝申し上げます。

二〇一五年四月

杉山　孝博

最初に知っておきたい認知症　＊　もくじ

＊本文イラスト　くすかみみほ

1　正しい理解で前向き対応

厚生労働省研究班の推計によれば、二〇一二年時点の日本の認知症高齢者数は四六二万人、認知症予備軍が約四〇〇万人です。認知症高齢者のひとり暮らし世帯が増加し、認知症の人が認知症の人を介護する「認認介護」が現実としての問題になるなど、認知症の問題が身近に感じられるようになりました。

筆者が認知症にかかわったのは一九八一年で、「認知症の人と家族の会」神奈川県支部の発足準備に参加したことがきっかけでした。

当時は認知症に対する社会的関心は極めて低く、デイサービス、ホームヘルプサービス、ショートステイなどの介護サービスはまったくありませんでした。特別養護老人ホームでは認知症があると入所させてくれず、行政には、認知症の相談窓口すらありませんでした。

そのような状況の中で一九八〇年一月、京都で「せめて認知症の介護家族同士が、互いに慰め合い、励まし合おう」と、「認知症の人と家族の会（旧呆け老人をかかえる家族の会）」が発足しました。

この動きが全国に燎原《りょうげん》の火のごとく広がって、都道府県ごとに支部が次々と結成されていきました。現在では四七都道府県すべてに支部があります（連絡先は巻末にあります）。

当時、認知症の問題がこれほど大きな問題になるとは想像できませんでした。身内に認知症の人がいると話しただけで、「身内の恥を世間にさらした」と非難されたほどです。

それでも、家族の会の会員は自らの介護体験を語り続けてきました。勇気ある行動でし

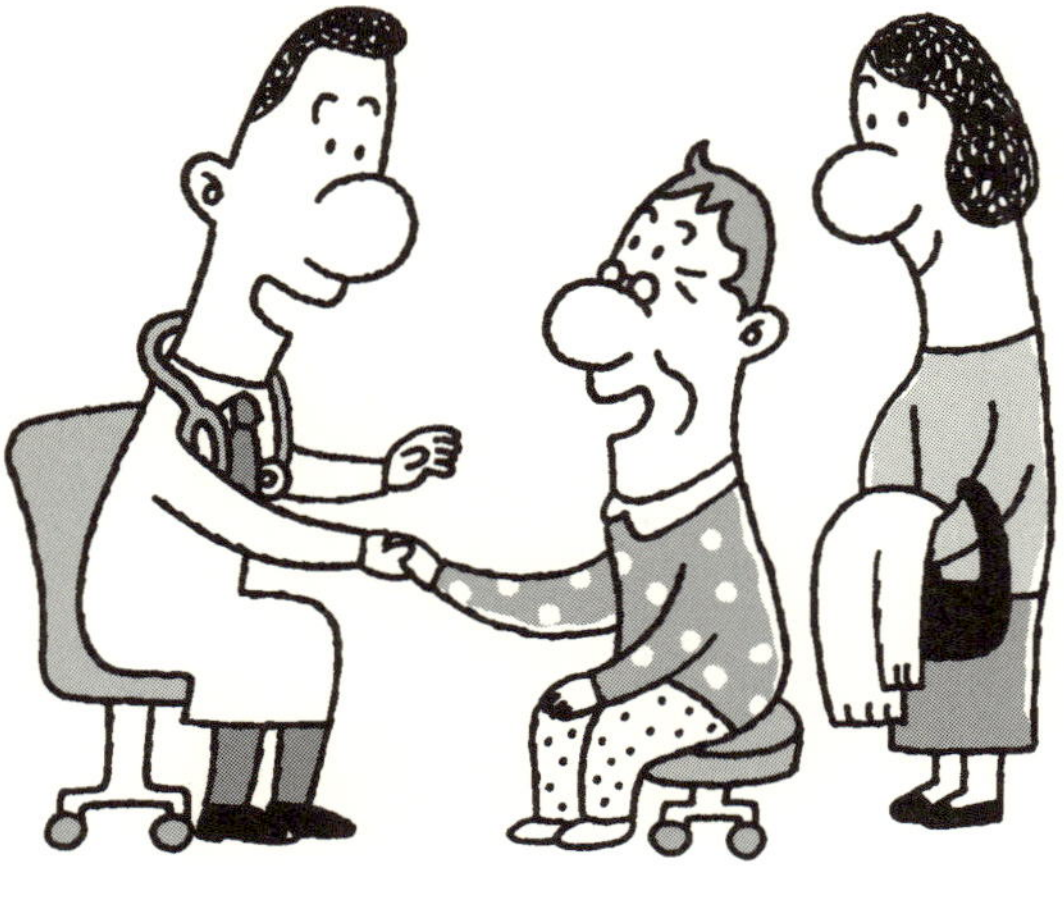

た。

家族の会は、家族同士の話し合いの場である「つどい」や「電話相談」、「会報」などの基本的な活動だけではなく、国や地方自治体へ要望書を提出するなど、社会的な支援の輪を拡大する活動も積極的におこなってきました。

介護家族の気持ちに根差した地道な活動が、社会の関心を高め、必要な福祉サービスを充実させてきたのです。

今日では、自分自身が認知症になるかならないかは別として、家族も含めれば認知症は私たち一人ひとりの問題になってきているのは間違いありません。

多くの人が持っている認知症のイメージは、「自分が自分でなくなる」という恐怖感、家族に大きな負担をかけるという遠慮、治療困難な進行性の病気であるという絶望感――などではないでしょうか。

▽認知症を正しく理解する

▽疑いが出てきたら早期診断・早期治療を受ける

▽介護負担を軽くするため介護サービスを積極的に利用する

▽専門職や介護体験者などと交流する

など、前向きに対応することにより、介護の混乱が軽くなり、認知症の人の状態も落ち着くことは、筆者の経験からはっきり言えます。

この本では、認知症の人の世界を理解することを中心として、認知症に関するさまざまな問題を幅広く取り上げていきます。

2　さまざまな症状の集まり

京都市・盛林《せいりん》診療所元所長の三宅貴夫《よしお》さんは、認知症を次のように定義しています。

「一度獲得した知的機能（記憶、認識、判断、学習など）の低下により、自己や周囲の状況把握・判断が不正確になり、自立した生活が困難になっている状態」

つまり、自立して生活していた人が、物忘れがひどくなり、適切な判断力、推理力などの知的機能が低下したため、周囲に迷惑をか

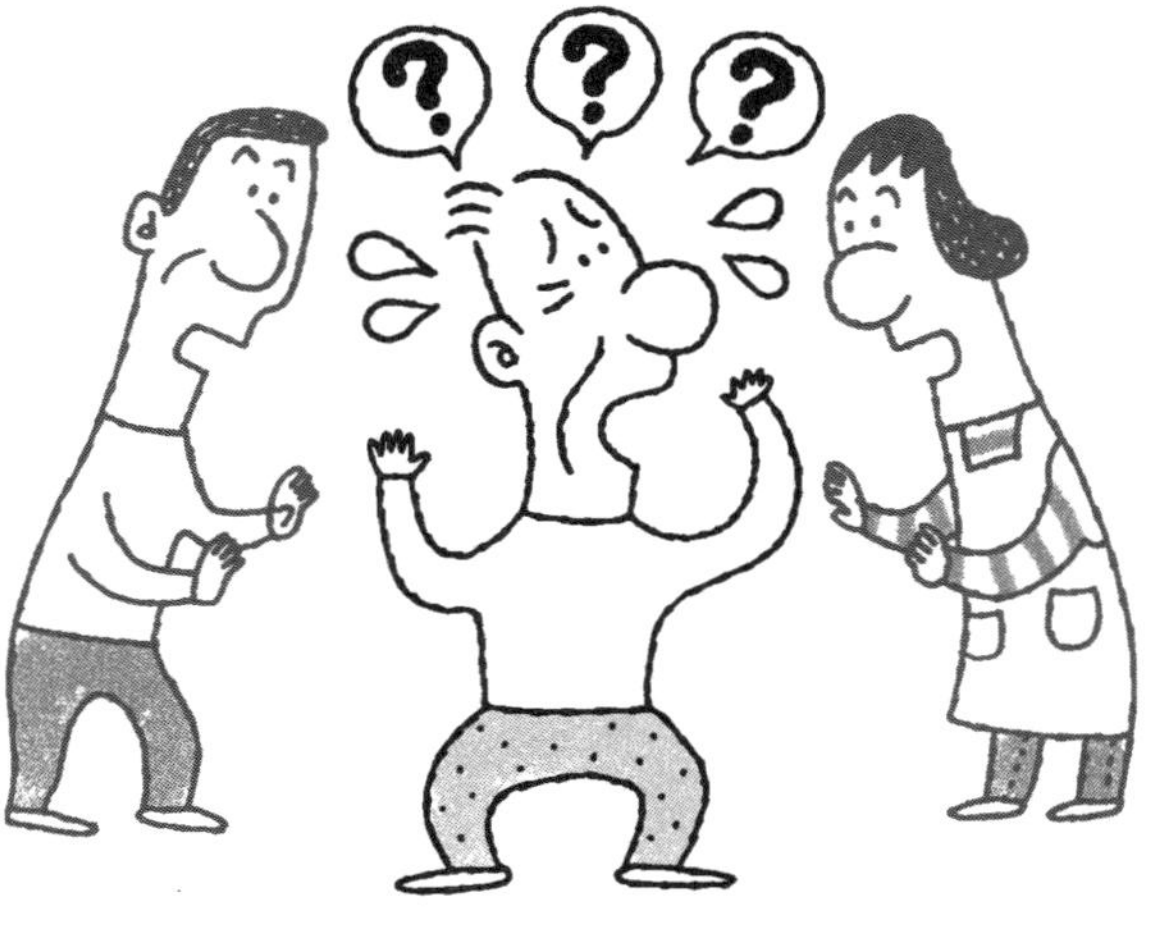

認知症の主な症状

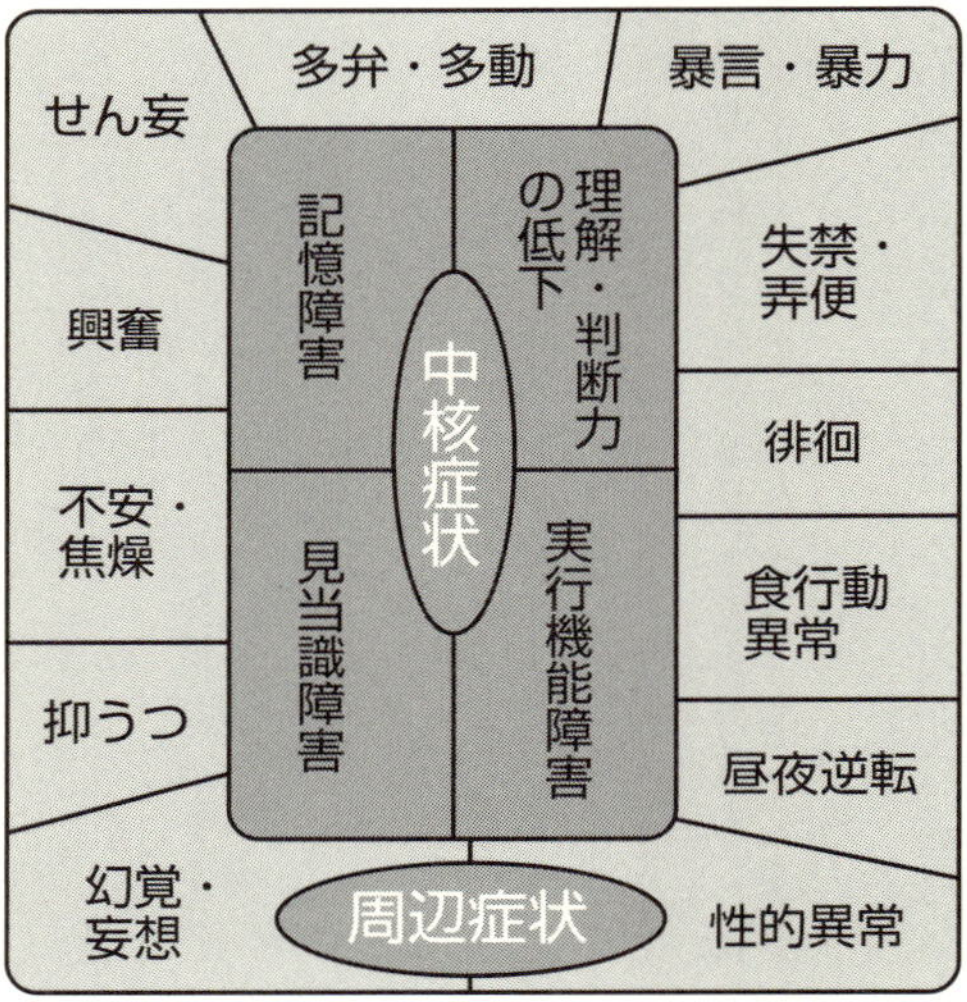

ける言動が出てきて見守りや援助が必要になった状態です。「知的機能の低下によってもたらされる生活障害」と言うこともできます。

　認知症の症状は、脳の神経細胞そのものの働きが低下して起こる「中核症状」と、中核症状が基本となり、性格、体験、環境などが絡みあって発生する「周辺症状」（行動・心理症状。ＢＰＳＤとも言う）があります。

中核症状は、記憶障害、理解・判断力の低下、見当識障害（時間・場所・人物が分からない）、実行機能障害（段取りよく行動できない）などがあり、すべての認知症の人にいずれかの症状が見られます。

周辺症状とは多弁・多動、暴言・暴力、失禁・弄便《ろうべん》、徘徊《はいかい》、食行動異常（異食・過

食・拒食)、昼夜逆転、性的異常、幻覚・妄想、抑うつ、不安・焦燥《しょうそう》、興奮、せん妄などです。

周辺症状は、認知症の人すべてに見られるのではありませんが、環境の変化や認知症の進行によってよく見られます。認知症の人の介護者を悩ませるのが周辺症状です。

認知症は一つの病気ではなく、症状の集まりです。認知症の原因となる疾患《しっかん》には、脳そのものの病変による一次的要因と、脳以外の身体的・精神的ストレスによる二次的要因があります。

一次的要因は以下のような疾患があります。

▽脳萎縮《いしゅく》性変化（アルツハイマー型認知症、レビー小体型認知症、前頭側頭型認知症など）

▽血管性変化（脳梗塞《こうそく》、脳出血など）

▽内分泌・代謝性・中毒性疾患（甲状腺機能低下症、アルコール性認知症など）

▽感染性疾患（クロイツフェルト・ヤコブ病など）

▽正常圧水頭症、慢性硬膜《こうまく》下《か》血腫《けつしゅ》、脳腫瘍《しゅよう》

二次的要因には、環境の変化や人間関係、不安、抑うつ、混乱、身体的苦痛などが挙げられます。

入院や転居といった環境の変化により認知症が出現したり、骨折や貧血など身体の変化で認知症がひどくなることがよくあります。配偶者の死や定年退職をきっかけに認知症が始まった例も少なくありません。

甲状腺機能低下症や正常圧水頭症、慢性硬膜下血腫、脳腫瘍などは、早期発見・早期治療により改善することがあります。高血圧症や糖尿病、肥満などは動脈硬化を進行させるので、それらの治療・予防は血管性認知症の予防にもなります。

アルツハイマー型認知症などは、治療薬はあるものの、加齢とともに進行するものです。

二次的要因を見つけて適切な対策をとるのが、認知症介護では実は最も重要で有効な方法と言えます。

3

九大法則①記憶障害（上）

物忘れは正さないで

同じ話を何度も聞き返したり、家族の顔や自分の家が分からなくなる――高齢者にそんな症状が見られたら、家族や周囲の人はどう対応したらよいのか困惑します。

私は、数多くの認知症の人を診察するなかで、ほとんどの認知症の人に共通して見られる特徴があることに気づきました。それを分かりやすくまとめたのが「九大法

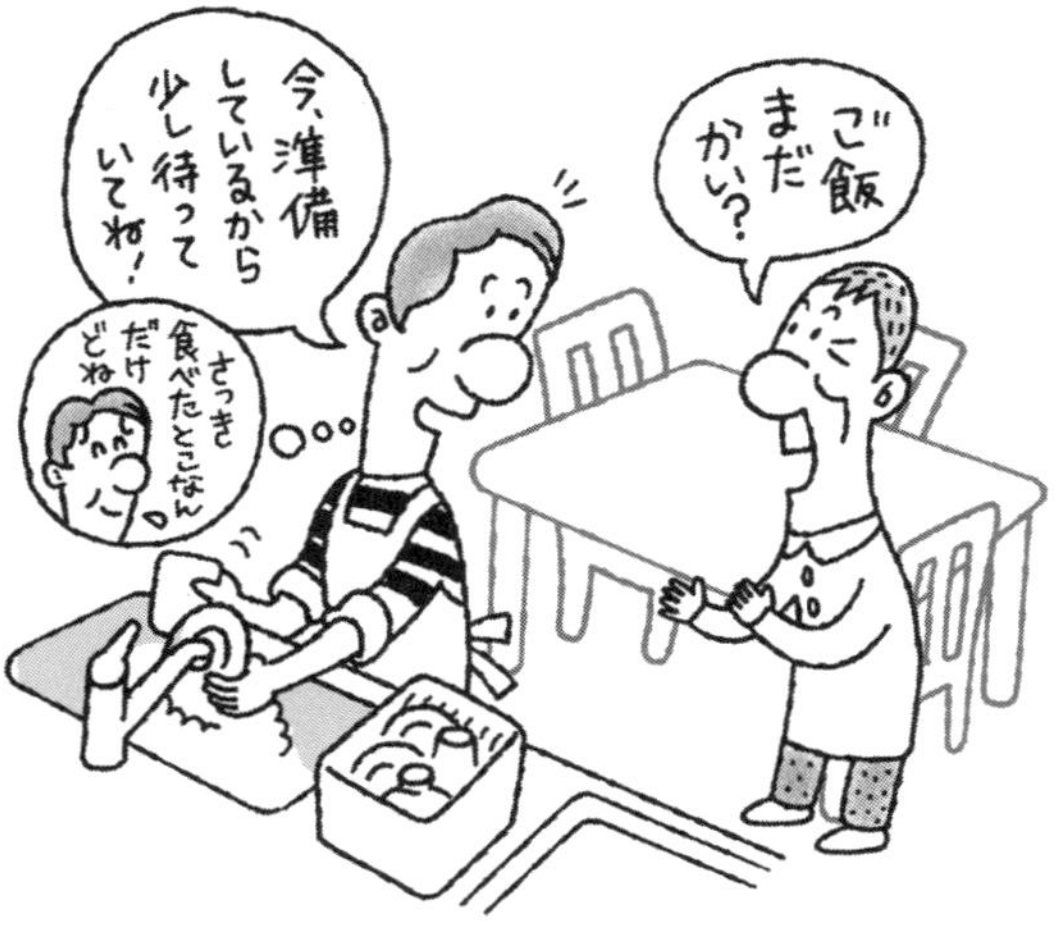

ご飯まだかい？
今、準備しているから少し待っていてね！
さっき食べたとこなんだけどね

則」です。

さまざまな困った行動にも、記憶力や判断力などが低下した認知症の人の立場から見れば、十分に納得できる理由があります。それを理解して対処すれば、介護する家族が抱える問題の深刻さを軽くすることが可能です。

認知症をよく理解するための「九大法則」

第一の法則　記憶障害に関する法則
第二の法則　症状の出現強度に関する法則
第三の法則　自己有利の法則
第四の法則　まだら症状の法則
第五の法則　感情残像の法則
第六の法則　こだわりの法則
第七の法則　作用・反作用の法則
第八の法則　症状の了解可能性に関する法則
第九の法則　衰弱の進行に関する法則

第一の法則は「記憶障害」に関する法則です。

記憶障害は、認知症の最も基本的な症状で、ａ「記銘力《きめいりょく》低下」、ｂ「全体記憶の障害」、ｃ「記憶の逆行性喪失《そうしつ》」という、三つの特徴があります。

ａ　記銘力低下

体験したことをすぐに思い出す力を「記銘力」と言います。認知症が始まると、まず記銘力が低下します。ひどい物忘れが起こるわけです。

認知症の人は同じことを何回、何十回と繰り返しますが、これはその度に忘れてしまい、初めてのつもりで相手に対して働きかけているのです。

丁寧《ていねい》に教えた後、本人が「ああ、わかったよ」と返事をしても安心できません。また同じことを繰り返します。返事した瞬間に教えられたことを忘れてしまうからです。

繰り返して教えても、効果がないばかりか、認知症の人に「この人はくどい人だ、うるさい人だ」と受け取られるだけですから、むしろ繰り返さない方がよいのです。

ｂ　全体記憶の障害

「全体記憶の障害」とは、「出来事の全体をごっそり忘れてしまう」ことを言います。訪ねてきた人が帰った直後に、「そんな人は来ていない」と言ったり、デイサービスから帰った後「今日はどこに行ったの」と尋ねられて、「どこも出掛けないで一日中家にいた」と言うことがあります。

周囲の人は、明らかな事実を本人が認めないことに驚いて正しいことを教え込もうとしますが、効果がなく、混乱がひどくなるだけです。

認知症の人は、ある時期、異常な食欲を示すことがあります。一人分を食べても空腹感が残り、しかも食べたこと自体を忘れます。

細かい献立の内容を忘れるのとは違うので、食べた直後に「まだ食べていないから、早くご飯を用意して」「食事をさせないで殺すつもりか」と言うことがあります。「今食べたばかりでしょう。これ以上食べるとおなかをこわすからダメよ」という言い方はダメです。「今、準備しているから少し待っていてね」「おなかがすいたのね。オニギリがあるからこれを食べていてね」というように対応した方がうまくいきます。

4　九大法則①記憶障害（下）

過去の世界に逆戻り

認知症をよく理解するための第一の法則――「記憶障害」に関する法則には前節でのべた二つ以外にもう一つあります。「記憶の逆行性喪失」です。

c　記憶の逆行性喪失

「記憶の逆行性喪失」とは、蓄積されたこれまでの記憶が、現在から過去にさかのぼって失われていく現象を言います。「その人にとっての現在は、最後に残った記憶の時点」ということになります。

例えば、配偶者の顔が分からなくなり、嫁を妻と思い込んでトラブルを引き起こすことがあります。

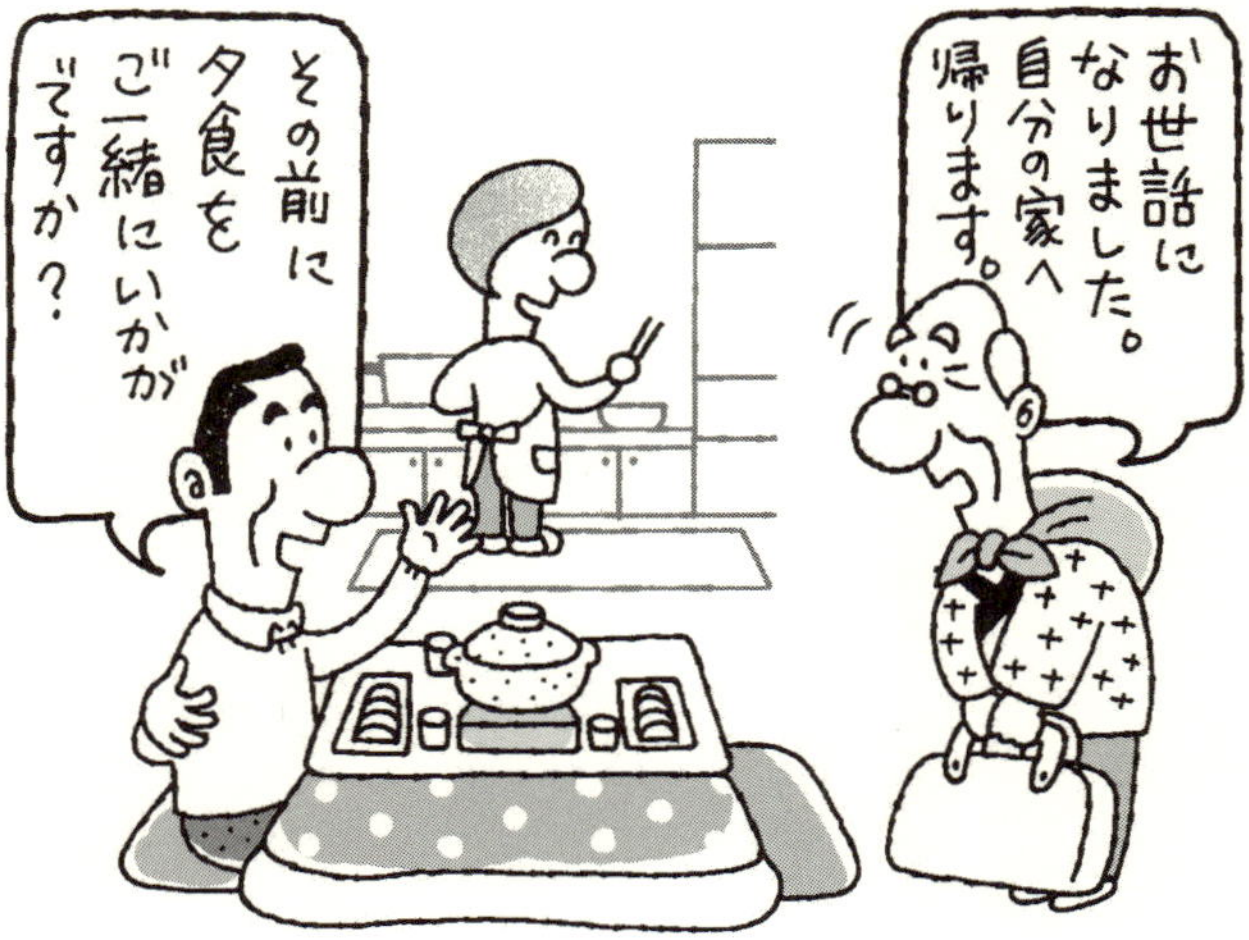
お世話になりました。自分の家へ帰ります。
その前に夕食をご一緒にいかがですか？

昔に戻って、「自分の妻は三〇歳代の若い女性」と思い込んでいる本人にしてみれば、目の前の老婦人は自分の妻ではありえないし、イメージに一致する嫁が自分の妻であると考えるのは当然と言えます。

「何十年も連れ添った私を忘れるなんて！」「お義父さんは嫌なひと！」と家族は嘆き、気持ち悪がります。

しかし、それよりも「奥さんは何をしていらっしゃるの」「ご飯の支度をしなければならないので、また後でね」と応じる方がうまくいきます。

「どうもお世話になりました。家に帰らせてもらいます」。夕方になるとそわそわして落ち着かなくなり、荷物をまとめて、家族に向かって丁寧に挨拶して出かけようとすることは、認知症の人にしばしば見られます。夕暮れ時に決まって起きることなので、〝夕暮れ症候群〟と呼ばれています。

三〇～四〇年前の世界に戻った本人にとって、昔の家と雰囲気の違う、現在住んでいる家は、他人の家と同じです。夕方になれば「自分の家へ帰らなければ」という気持ちになるのだと考えれば、出かけようとする行動は了解できるのではないでしょうか。

そんなとき、「ここはあなたの家ですよ」と説得しても通じません。玄関にカギをかけて出さないようにしたりすると、「よその家に閉じ込められた」というとらえ方をして暴れるのも無理のないことです。

大事なのは、その状態の本人の気持ちをいったん受け入れることです。「お茶をいれましたから飲んでいきませんか」「夕食をせっかく用意したので食べていってください」と勧めると、落ち着くことがあります。それでも外に出ようとする時には、「お送りしましょう」と付き添って行き、再び家に帰る方法があります。

一〇年前に亡くなった人が遊びに来た、という場合も、本人が一〇年以上前の世界に戻っていると考えれば、亡くなった人は生きていて遊びに来てもおかしくありません。

旧姓で呼びかけて「はい」と答える場合も、結婚前の時代に戻っていると考えれば当然です。

本人が「変なことを言っているな」と感じたとき、「記憶の逆行性喪失」の特徴を思い起こすことで、混乱が早く治まるのは間違いありません。

こんな症状が出たら……〈「記憶の逆行性喪失」の例〉

- 嫁を妻と思い込む
- 夕方になるとどこかへ出かけようとする
- 亡くなった知人が「遊びに来た」と主張する
- 旧姓で呼ばれると返事する

5　九大法則②症状の出現強度

身近な人にほど「意地悪」に

認知症をよく理解するための第二の法則は、「症状の出現強度」に関する法則です。認知症の症状が「身近な人に対してより強く出る」という特徴です。

「捜しているものが見つからないと『あんたが隠したんでしょう』と疑うのです。そのくせ、よその人に対してはしっかりした対応ができるのです。私をわざと困らせているに違いありません」と訴える介護者は非常に多くいます。

認知症の人は、よく世話をしてくれる介護者に最もひどい症状を示し、時々会う人や目上の人にはしっかりした言動をするのが特徴です。このことが理解されないため、介護者と周囲の人との間に認知症の理解に深刻なギャップが生じて、介護者が孤立す

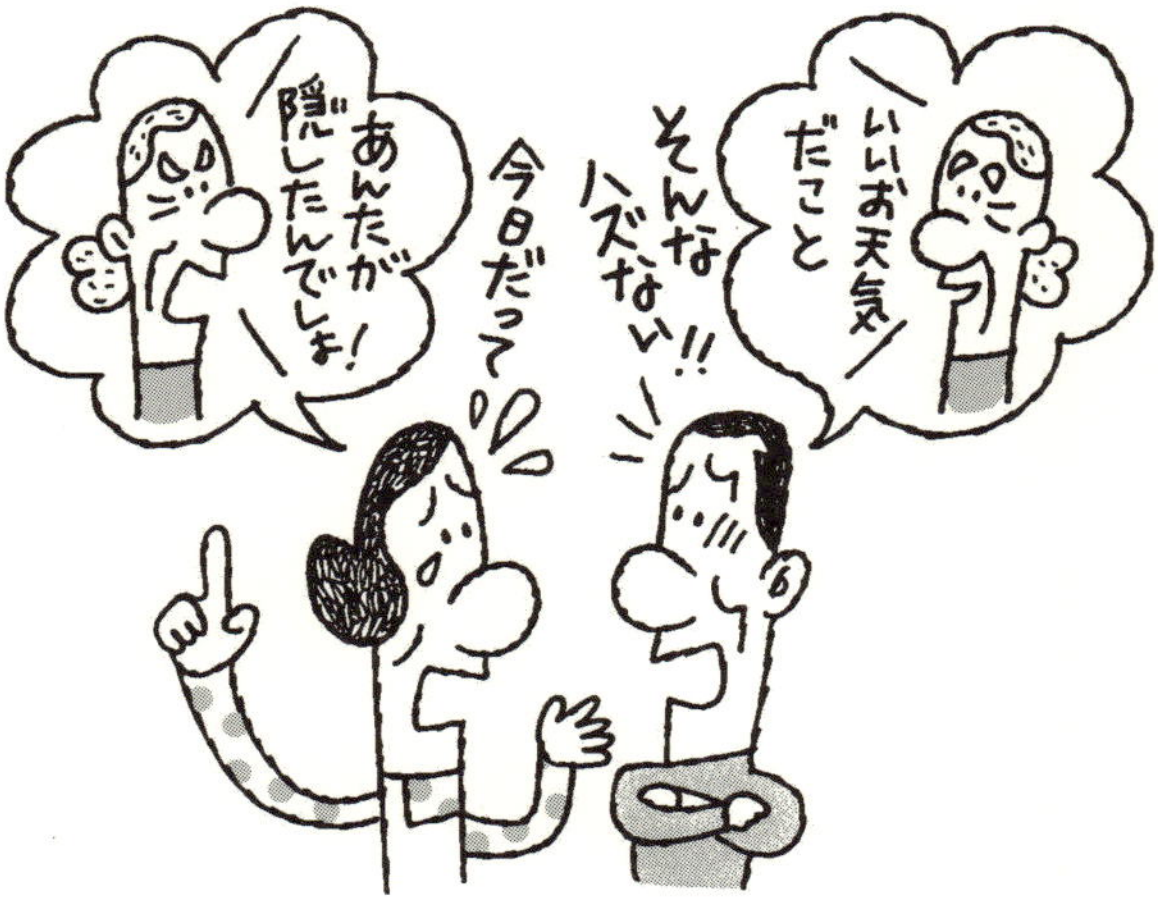
いいお天気だこと
そんなハズない!!
今日だって
あんたが隠したんでしょ!

ることになります。

同じ家に住んでいても朝夕しか顔を合わせない息子に対してはしっかりした言い方をします。このため、介護が大変だという嫁に対して息子が「おまえのいうことは大げさだ」と言って、夫婦の亀裂を決定的なものにしたケースもあります。

この特徴は、家族だけでなく、ヘルパーなどの介護職に対しても当てはまります。仕事に出ていて朝夕しか顔を合わせない家族より、ヘルパーの方がより密に接触するようになると、ヘルパーに対して最も激しい症状を示します。

「ヘルパーが大事なものを盗んだ」と言い始めたら、その言葉をまともに受け取らないで、この特徴を思い出してほしいと思います。

医師や看護師、要介護認定の訪問調査員などの前では、普段の状態からは想像できないほど上手に応答するので、認知症はひどくないと判断されてしまいます。そうなると、介護者は、専門家でさえ本当の認知症状態が理解できないのだと思い、絶望と不信に陥ってしまいます。でも、この特徴を思い出してもらえば、見方が違ってくると思います。

身近な人により強く出る症状

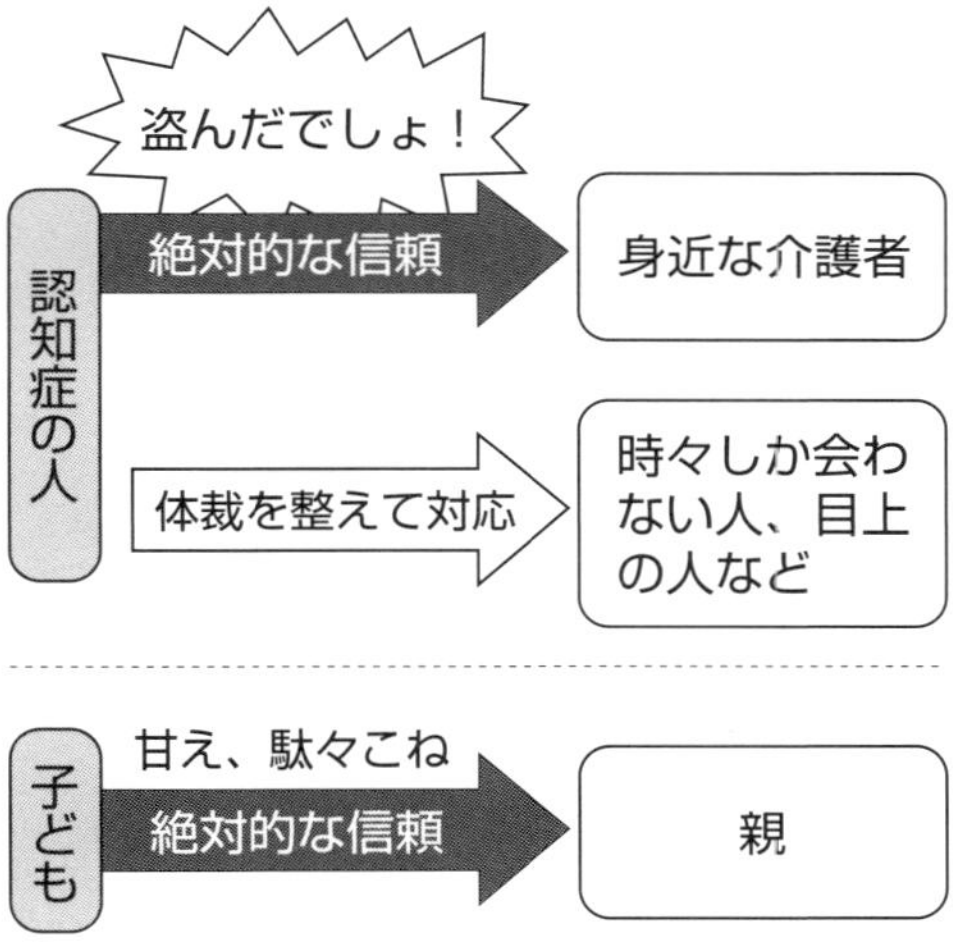

なぜ認知症の人はこのような「意地悪」ともとれる言動をするのでしょうか。

子どもは母親に対して甘えたり駄々をこねたりして困らせますが、母親を困らせようとしているのではなく、絶対的に信頼しているから甘えを出していると考えてよいでしょう。

同じように、認知症の人は介護者を絶対的に信頼しているから、認知症の症状を強く出すと考えるべきだと思います。これが第二の法則「症状の出現強度」の結論です。認知症の人が介護者を最も頼りにしているという気持ちは、介護者が普段感じていることと正反対です。このことがわかっただけで、介護者の認知症の人に対する気持ちが変わってきます。

よく考えれば、私たちも、家の中と他人の前とでは違った対応の仕方をするものです。よその人に対しては体裁を整えて対応します。認知症の人と同じことをしているのではないでしょうか。

自分も相手も同じ立場だと理解できた時に初めて、相手に優しくなれるのではないでしょうか。

6
九大法則③自己有利
あからさまなウソは症状

認知症をよく理解するための第三の法則は、「自己有利」の法則です。「自分にとって不利なことは絶対認めない」という特徴です。

「大事なものがない」と大騒ぎ。家族も一緒になって捜すと、認知症の人が使っている引き出しの中から見つかった——。

そんな時、家族から「そらごらんなさい。ここにしまっておいたのを忘れたのでしょう。おじいちゃんしかここにしまう人はいないんだから」と言われても、「いや、自分はそんなところへしまった覚えはない。誰かがそこにしまったんだ」と必ず言い返します。

言い返しがあまりにも素早く、しかも難しいことわざなどを交えるので、周囲の人は本人が認知症になっているとはとても思えません。

しかし、言い訳の内容には明らかな誤りや矛盾が含まれているので「都合のよいことばかり言う自分勝手な人」「ウソつきだ」など本人を低い人格の持ち主と考えてしまい、そのことで介護意欲を低下させてしまう家族も少なくないようです。

こうした認知症の人の言動には、自己保存のメカニズムが本能的に働いているに違いありません。人は誰でも、自分の能力低下や生存に必要なものの喪失を認めようとしない傾向をもっています。しかし、普通の人があからさまなウソを言わないのは、「こんなことを言

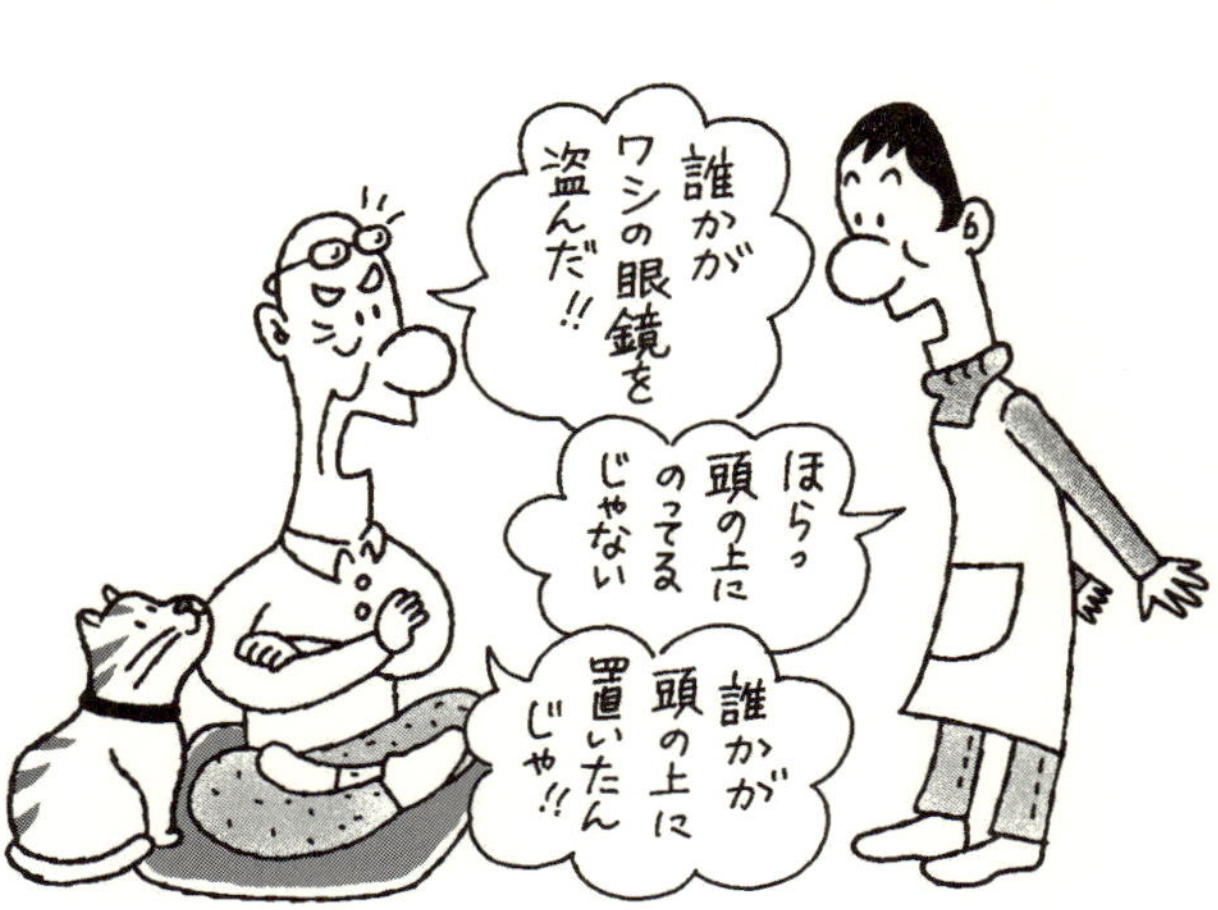

誰かがワシの眼鏡を盗んだ!!
ほらっ頭の上にのってるじゃない
誰かが頭の上に置いたんじゃ!!

うとすぐウソとばれて、もっとまずい立場になる」という判断力・推理力があるからです。

社会生活に適応するということは、本能の直接的な現れを判断力・推理力などの知的機能によって抑制することにほかなりません。ところが、認知症の人は知的機能が低下するため、本能的な行動が表面に現れやすくなっているのです。

つまり、あからさまにウソを言ったり、ごまかしたりすることは、認知症の症状であると理解することが大切です。意識的におこなっているのではなく、認知症の症状ととらえることにより、無意味なやりとりや有害な押し問答を繰り返さず、混乱を早

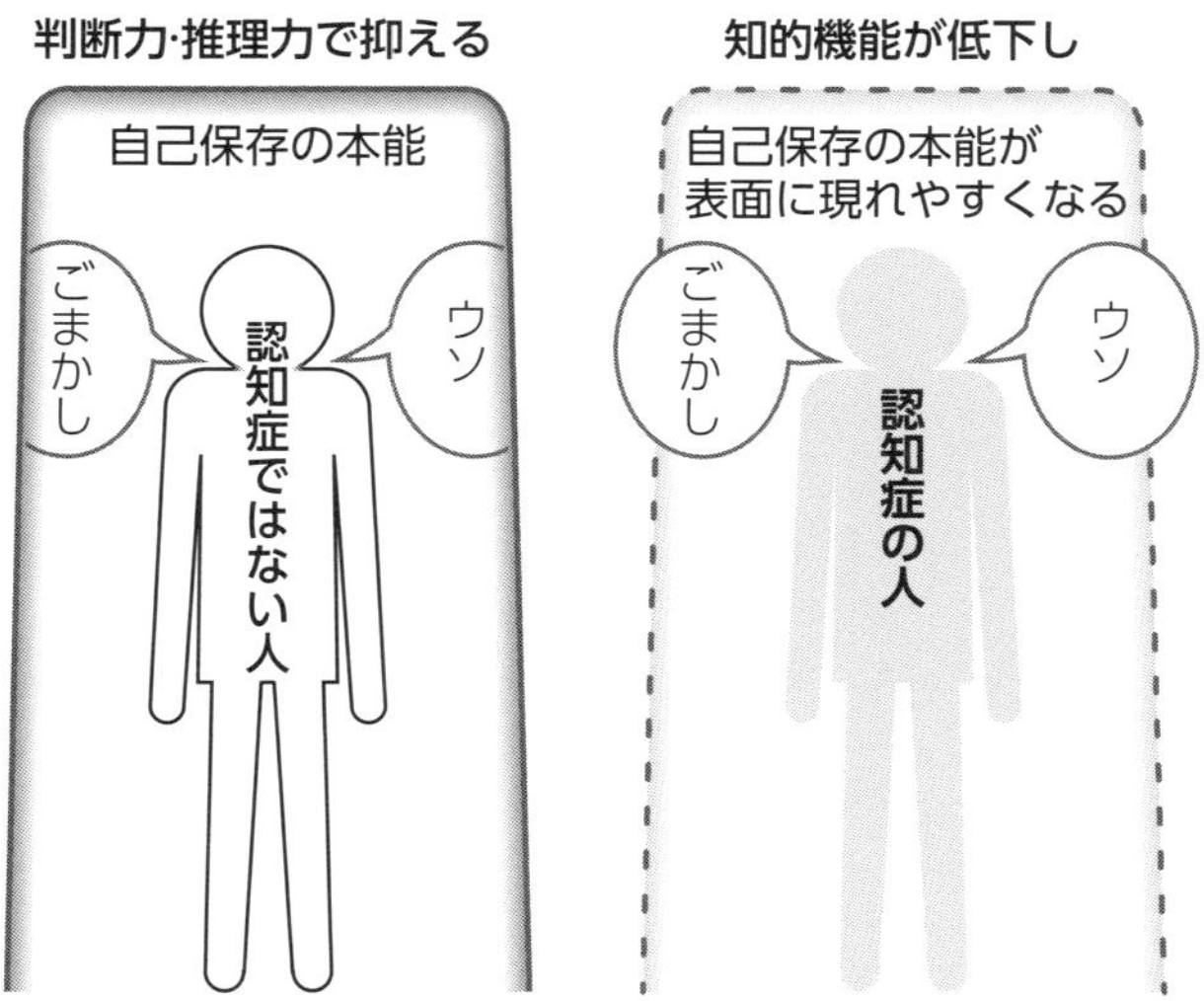

めに収拾することができるようになります。

たとえば、子どもが夜中に四〇度の熱を出し、せきやたんで苦しんでいると、親は心配して眠れません。眠れない親が子どもに「おまえはどうして熱を出すんだ、せきやたんをするんだ」と叱ったりしないでしょう。

それよりも「このまま家で見ていてよいだろうか、病院に連れていかなければならないだろうか」と悩むと思います。症状に腹を立てたりしないのです。認知症の人の言動を同じように考えられないでしょうか。

日々の介護で混乱されている家族は、「自分たちはこの法則で説明できる症状に振り回されているのではないか」と考えてみてください。

7　九大法則④まだら症状
異常な言動は割り切って

認知症をよく理解するための第四の法則は、「まだら症状」の法則です。

認知症には、「正常な部分と、症状として理解すべき部分が混在する」という特徴があります。初期から末期まで見られ、これを「まだら症状」の法則と呼んでいます。

認知症の人は、常に異常な行動ばかりするわけではありません。認知症の初期には、大部分はしっかりしていて、時々異常な言動をします。そのため周囲の人はその異常な言動を認知症の症状ととらえることができず、混乱に陥り、振り回されます。

末期には異常な言動が大部分を占めますが、時にはしっかりした言動も混じります。

物忘れはあるものの、趣味豊かで日常生活では問題のない人から「私の大事な着物を隠したでしょう。返しなさいよ」と、身に覚えのないことを毎日いわれたとしたら、誰もがパニック状態になるに違いありません。

身体的な介護の手間がまったくかからない時期でも、家族の精神的ストレスは極度に高まります。本人の足音が聞こえてきただけでも、背中がぞくぞくするようなたまらない感じを覚えるものです。

しかし、寝たきりで全面的に介助の必要な人が同じ言い方をした場合にはどうでしょうか。「またおばあちゃんがおかしなことを言っている。どうせ本気で言っているわけではないので、聞き流しておこう」と大きな問題にはならないと思います。

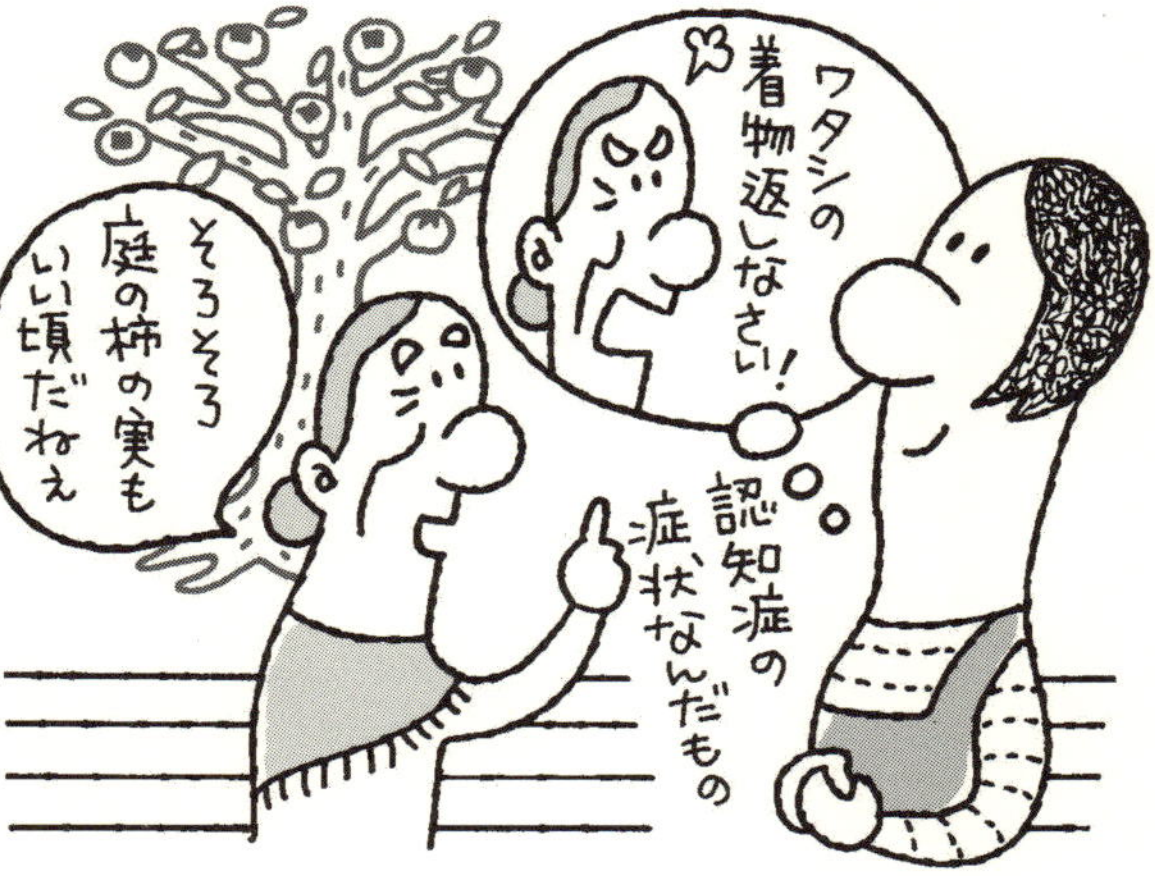
ワタシの着物返しなさい!
認知症の症状なんだもの
そろそろ庭の柿の実もいい頃だねえ

つまり、言動そのものよりも、周囲のとらえ方で問題性が大きく変化するのです。

お年寄りの言動が認知症の症状であるのか、そうでないのかをどう見分けたらよいのでしょうか。

常識的な人ならしないような言動をお年寄りがしているため、周囲に混乱が起こっている場合、〝認知症問題〟が発生しているのです。だから、混乱の原因になった言動は〝認知症の症状〟であると割り切ることがコツです。

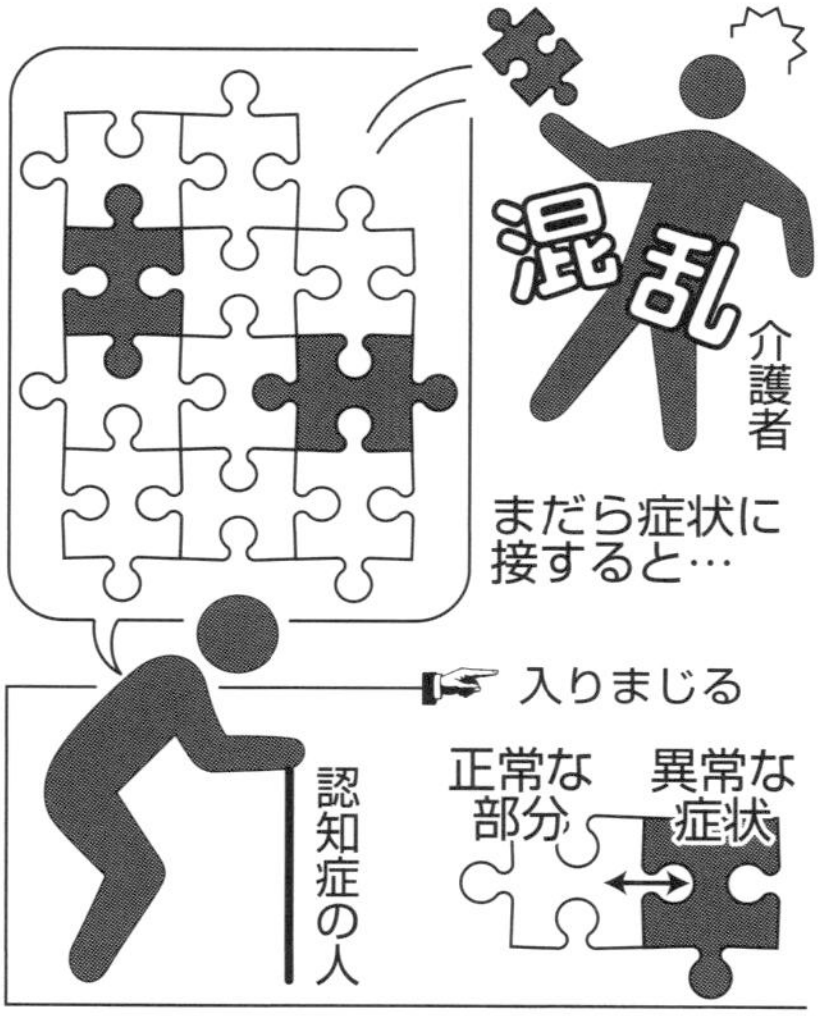

普通の人であれば、家族に向かって「私の大事な着物を隠したでしょう。返しなさいよ」とあからさまに繰り返し言うことはあり得ません。その言動で周囲が混乱しているのであれば、認知症の症状である〝物盗《と》られ妄想〟だととらえるべきです。

認知症が進行していても、驚くほどしっかりした言動をする場合もあります。以前、訪問診療をしていた九二歳の女性は、寝たきりでおむつをしていて夫の生死も分からない人でした。しかし、私が小倉百人一首の上の句を言うと、下の句をよどみなく答えるのでした。また、英語の会話もある程度聞き取ることができました。介護者である弟さんに聞くと、「姉は女学校を出ていまして、昔から教養がありました」という答えが返ってきました。これも、認知症のまだら症状の一例と言えます。

8　九大法則⑤感情残像

よい感情が残る接し方を

認知症をよく理解するための第五の法則は、「感情残像」の法則です。

認知症の人は、本書一七～二四ページでのべた第一の法則「記憶障害」に関する法則が示すように、自分が話したり、聞いたり、行動したことはすぐに忘れてしまいます。

しかし、感情の世界はしっかりと残っています。瞬間的に目に入った光が消えたあとでも残像として残るように、その人がその時抱いた感情は相当時間続きます。このことを、「感情残像」の法則と言います。

出来事の事実関係そのものは把握できないのですが、それが感情の波として残されるのです。

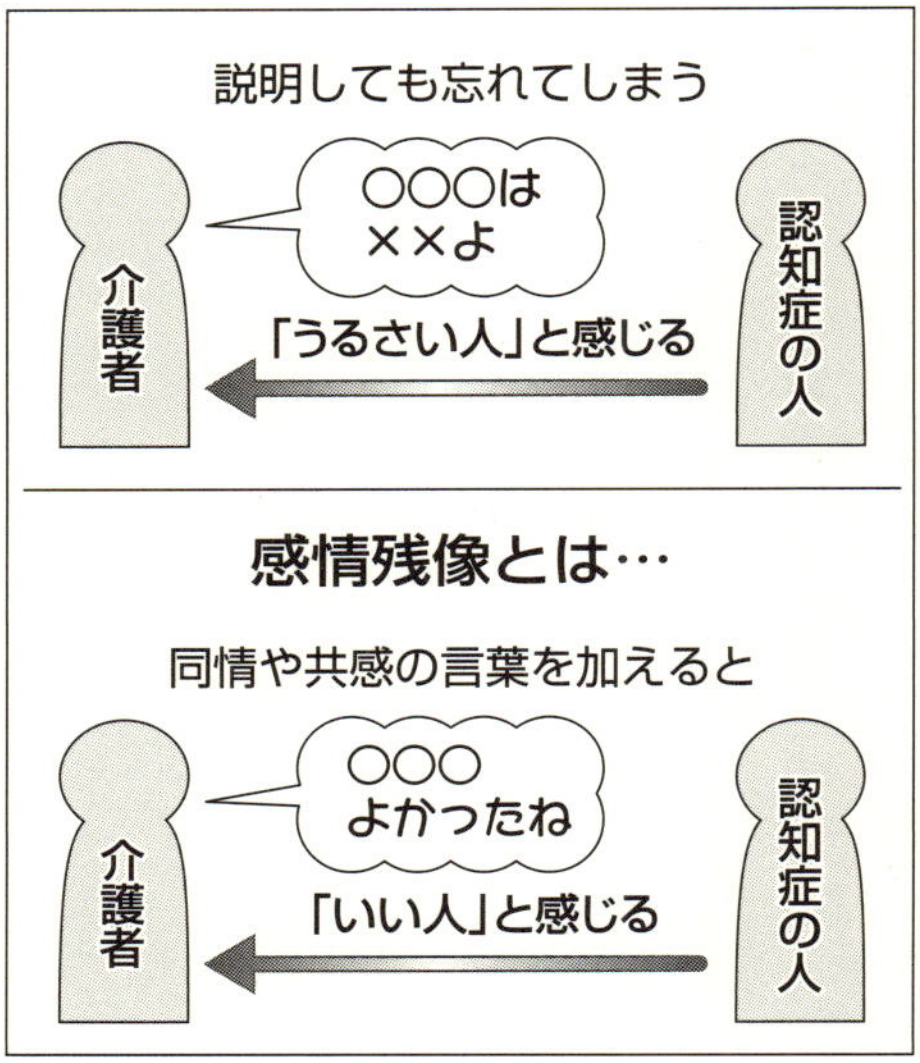

まわりの人――特に一生懸命介護している人からどんなに説明を受けても、その内容はすぐに忘れてしまいます。相手を単にうるさい人、いやなことを言う人、怖い人ととらえてしまいます。

つまり、自分のことをいろいろ気づかってくれる身近な人とは思わないのです。

感情が残ると言っても、悪い感情ばかりではありません。よい感情が本人に残るように接することが大切です。自分を認めてくれ、優しくしてくれる相手には、本人も穏やかな接触をもてるようになるものです。

介護に慣れてくれば、多くの家族は、感情を荒立てさせない介護ができるようになります。

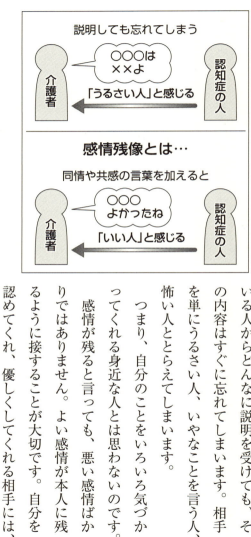

少しでも早く楽な介護をするには、四つのコツがあります。

第一のコツは、「ほめる、感謝する」。どのようなことをされても「上手ね」「ありがとう。助かったわ」などと言い続けていると、次第に本人の表情や言動が落ち着いてきます。

第二は「同情」。「ああ、そう」「そういうことがあったのですか」「大変ですね」のように相づちをうつことです。

第三のコツは「共感」。「よかったね」などを話の終わりに付け加えると「共感」になります。

「ご飯、おいしかった？　よかったね」「その着物、よく似合いますよ。よかったね」「雨があがって晴れましたよ。よかったね」と言うようにします。混乱の真っただ中にある介護者は、「よかったね」から始めてはどうでしょうか。

第四のコツは「謝る、事実でなくても認める、上手に演技をする」です。

認知症の人には「忘れたことは本人にとって事実ではない」「本人の思ったことは本人にとって絶対的な事実である」という原則があります。

食べたことを忘れてしまえば、「食べてない」のが事実。「一〇〇万円を貸した」と思い込んでいる人が「借りた金を返さないのはけしからん。金を返してくれ」と請求するのは当然です。

本人の世界に合わせてセリフを考え、演技する俳優になったつもりで対応するのがよいのです。

介護する家族には「ドラマで悪役を演じる俳優は悪役を演じることを悩んでいないでしょう。あなたも認知症の世界で悪役を演じているつもりで割り切ってください」と話すことにしています。

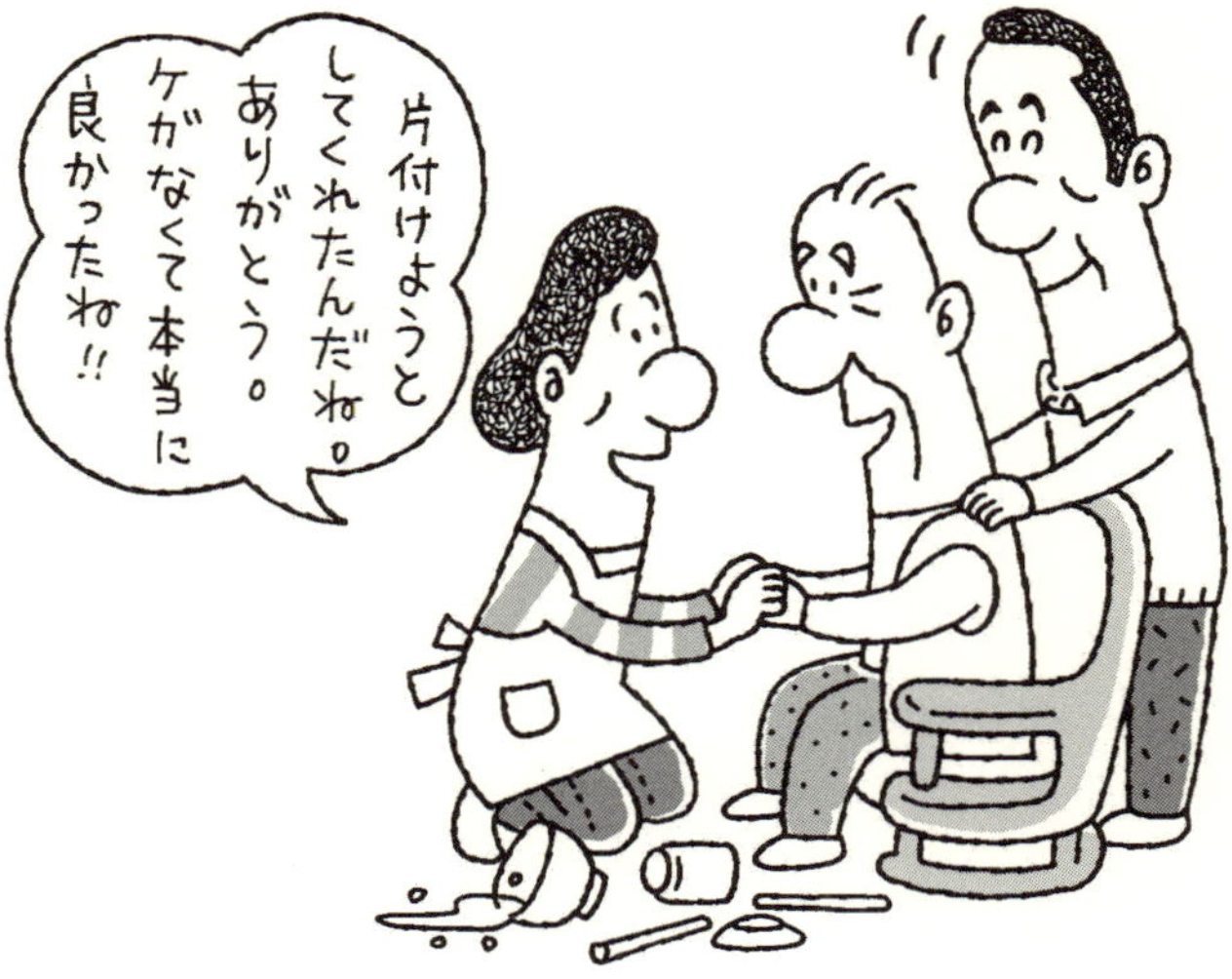
片付けようとしてくれたんだね。ありがとう。ケガなくて本当に良かったね!!

9　九大法則⑥こだわり
割り切った対応が必要

認知症をよく理解するための第六の法則は、「こだわり」の法則です。

「あるひとつのことに集中すると、そこから抜け出せない。周囲が説明や説得、否定をすればするほど、逆にこだわり続ける」という特徴が、その内容です。

「買い物に行くと毎日同じものを買ってくるし、夕方になると『家に帰る』と言って出かけようとします。毎日毎日繰り返されるのでたまりません。この状態がいつまで続くかと思うと、ますますイライラしてきます」。この言葉に共感しない介護者はいないでしょう。

丁寧に説明したり、説得したり、ダメなものはダメと禁止するという普通のやり方でうまくいくようであればよいのですが、うまくいかない場合が少なくありません。

最終的には、本人のこだわり続ける気持ちを理解することです。その上で、こだわりを軽くするにはどうしたら一番よいのかという観点で割り切って対応することになります。

▽こだわりの原因が分かれば、その原因を取り去るようにする
▽そのままにしておいても差し支えなければ、そのままにしておく
▽第三者に入ってもらい、こだわりを和らげる
▽関心を別のことに向ける
▽地域の理解・協力を得る
▽一手だけ先手を打つ
▽本人の過去を知る
▽長期間は続かないと割り切る

などの方法が、認知症の人のこだわりへの基本的な対応です。

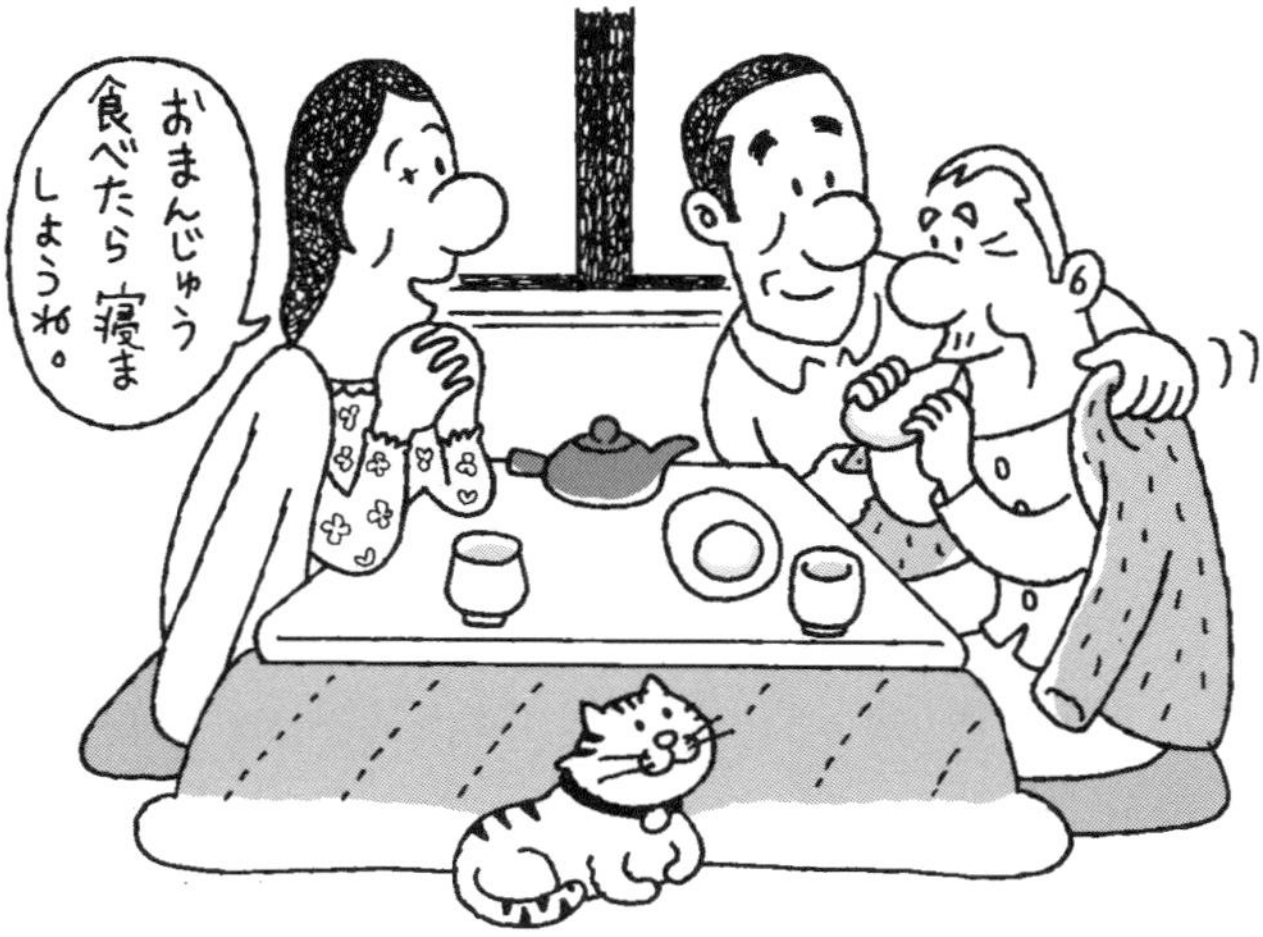

具体的な例を見ていきましょう。
真冬でも薄着で平気な人がいます。服を着せてもすぐ脱いでしまうことを繰り返すので、家族はイライラしてきます。
認知症のある状態では、薄着でも風邪をひかないし、寒さを感じないこともあります。だとすれば、そのままにしておけばよいのです。半年経過すれば真夏になって「冬の薄着」の問題は解決します。
「年金が無断で使われている」と思い込んでいる本人に対し、疑われている家族が通帳を見せながら「一円も引かれていないでしょう」と説明しても信じません。しかし、郵便局員や銀行員が「大丈夫ですよ」

と言うと安心します。

いわゆる社会的権威者や目上の人などの言うことは受け入れやすいのです。そのような第三者が登場する場面をつくることで、こだわりが軽くなるものです。

夜中に寝ないで大きな声を出す人に対して、「真夜中だし、近所の迷惑になるから静かにしてください」と説得しても、なかなか寝てくれません。

そのときは「お父さんの大好きなおまんじゅうがあるので食べませんか」と上手に勧めて食べさせます。その後で「おいしいものを食べると眠くなるわね。私は休みますから、お父さんも寝てくださいね」というふうに話を持っていくと、寝てくれることもあります。

10　九大法則⑦作用・反作用

介護者の心が鏡のように反映

認知症をよく理解するための第七の法則は、「作用・反作用」の法則です。

認知症の人に対して強く対応すると、強い反応が返ってきます。認知症の人と介護者の間に鏡を置いて、鏡に映った介護者の気持ちや状態が、認知症の人の状態です。

介護者がイライラ、カッカしていると、認知症の人もイライラ、カッカします。介護者が余裕を持って穏やかな対応ができるようになると、本人も穏やかになります。

これを、「作用・反作用」の法則と名付けました。

第一節で紹介した「認知症の人と家族の会」が二〇〇二年に実施した「家族を通じてぼけの人の思いを知る調査」では、認知症の人の言葉として家族から次のような回

作用・反作用の法則とは

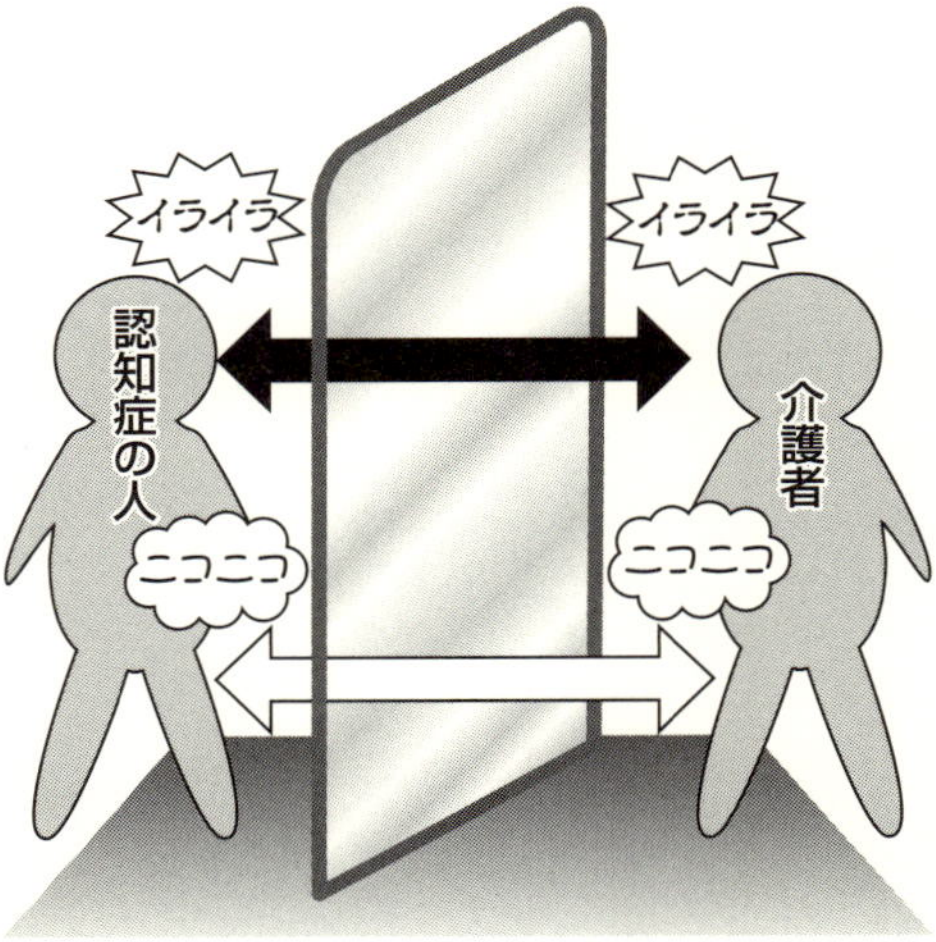

答が寄せられました。

「痛いリハビリに抗議し『イヤというたらイヤ！　しないというたらしない。人がこれほどイヤというものを、皆は何の権利があって無理強いするのか。その理由をいえ。人権無視じゃあ』」

リハビリや入浴なども、その意味がわからない認知症の人にとっては、つらいこと、イヤなこと以外の何ものでもありません。それなのに周囲の者が、その人のためと思って無理やり進めようとすると、激しい反抗となって返ってくるのです。

例えば、入浴を嫌がる認知症の人の気持ちは、おそらく次のようなものであると思います。

①風呂に入るのは楽しいが、家でゆっくり入るのがよい（自分で入浴できると思っ

ている）
②入りたくないのに、この人たちは無理やり私を風呂に入れようとする
③夕ご飯を食べてから風呂に入ることにしているのに、まだご飯前じゃないの
④毎日家でお風呂に入っている（と思っている）のに、どうしてまたここで風呂に入らなければならないの
⑤服を脱がせて私を裸にする。なぜこんな恥ずかしいことをするの
⑥みんな服を着ているのに、なぜ私だけ裸にならなければいけないの
⑦水に漬けられる。怖い！　殺される！
⑧浴室や浴槽は、すべりやすく怖い

読者のみなさんが認知症になったとします。さまざまな介助が必要な状態になっているのですが、その状態の理解ができず、「自分はまったく正常だ」と信じていると想定してみてください。

誰かが「お風呂の時間です。お手伝いしますから裸になりましょう」と言って、自

分の服を脱がそうとしたら、暴れて抵抗するでしょう。

判断力が低下していますから、周囲の人が善意で自分の入浴を手伝ってくれるとはまったく考えられません。前述のような気持ちになるのは当然だと思います。

前節の第六の法則「こだわり」の法則でも取り上げましたが、「そのままにしておいても差し支えなければ、そのままにしておく」ことです。「押してダメなら引いてみな！」というように対応するのがよいでしょう。

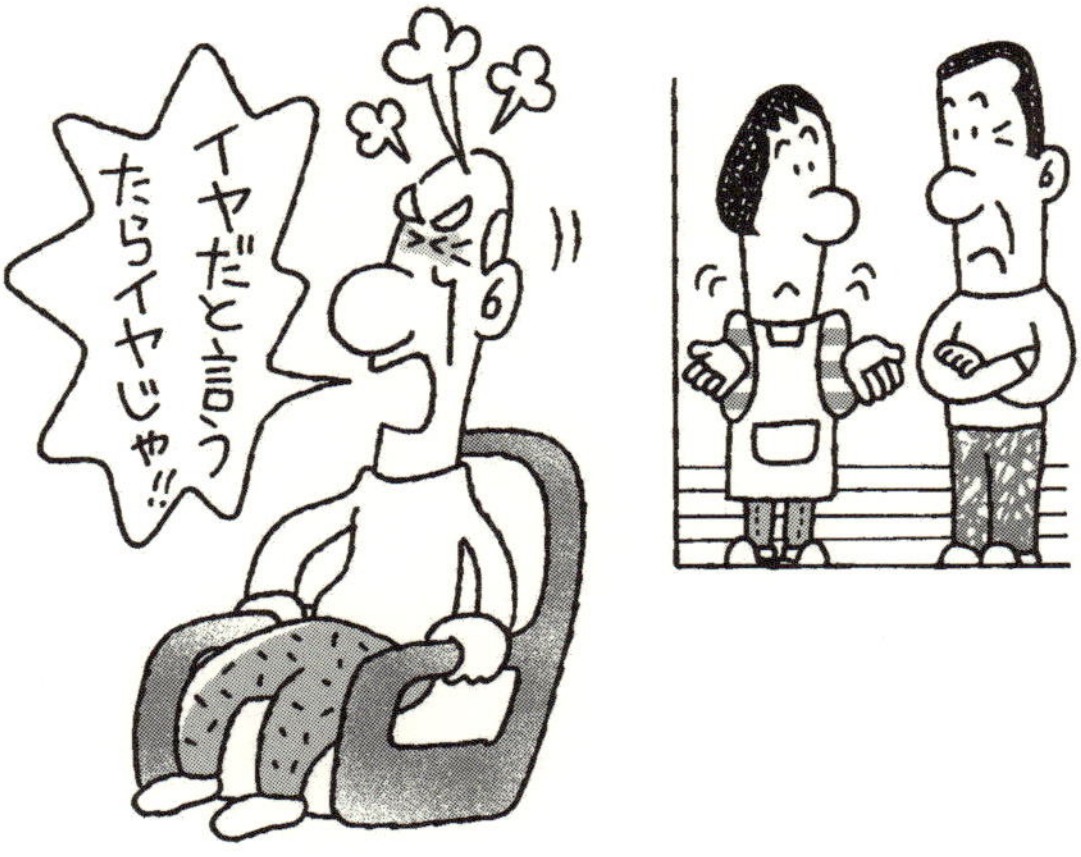

11 九大法則⑧症状の了解可能性

相手の立場で不安を理解

認知症をよく理解するための第八の法則は、「症状の了解可能性」の法則です。認知症の症状のほとんどは、認知症の人の立場に立ってみれば十分理解できるものである、という内容の法則です。老年期の知的機能低下の特性、認知症の人の生活歴、第一～第七法則で紹介したような認知症の特徴を考えれば了解できます。

夜間不眠といって、夜間になると目を覚まして、家族、特に介護者の名前を呼んで起こすことがあります。どうしてこのようなことが起こるか、考えてみましょう。

認知症が始まると、時間や場所の見当がつかなくなる「見当識障害」が出てきます。

いま自分が寝ているところもわからなくなって、大変な恐怖感を覚えるわけです。

私たちが旅館に泊まって夜中に目を覚ました時のことを考えてみてください。自分の寝ている場所がいつもの部屋と様子が違うので、誰でも一瞬不安を感じます。しかし次の瞬間、旅館に泊まっていることを思い出して安心し、再び何事もなかったように眠るのです。

もし、その時いくら考えても、自分がなぜここにいるのかがわからなかったとしたらどうでしょうか。

「いったい、なぜこんな知らない所にいるのだろう」「眠っている間に誘拐《ゆうかい》されて、ここに閉じこめられているのではないか」

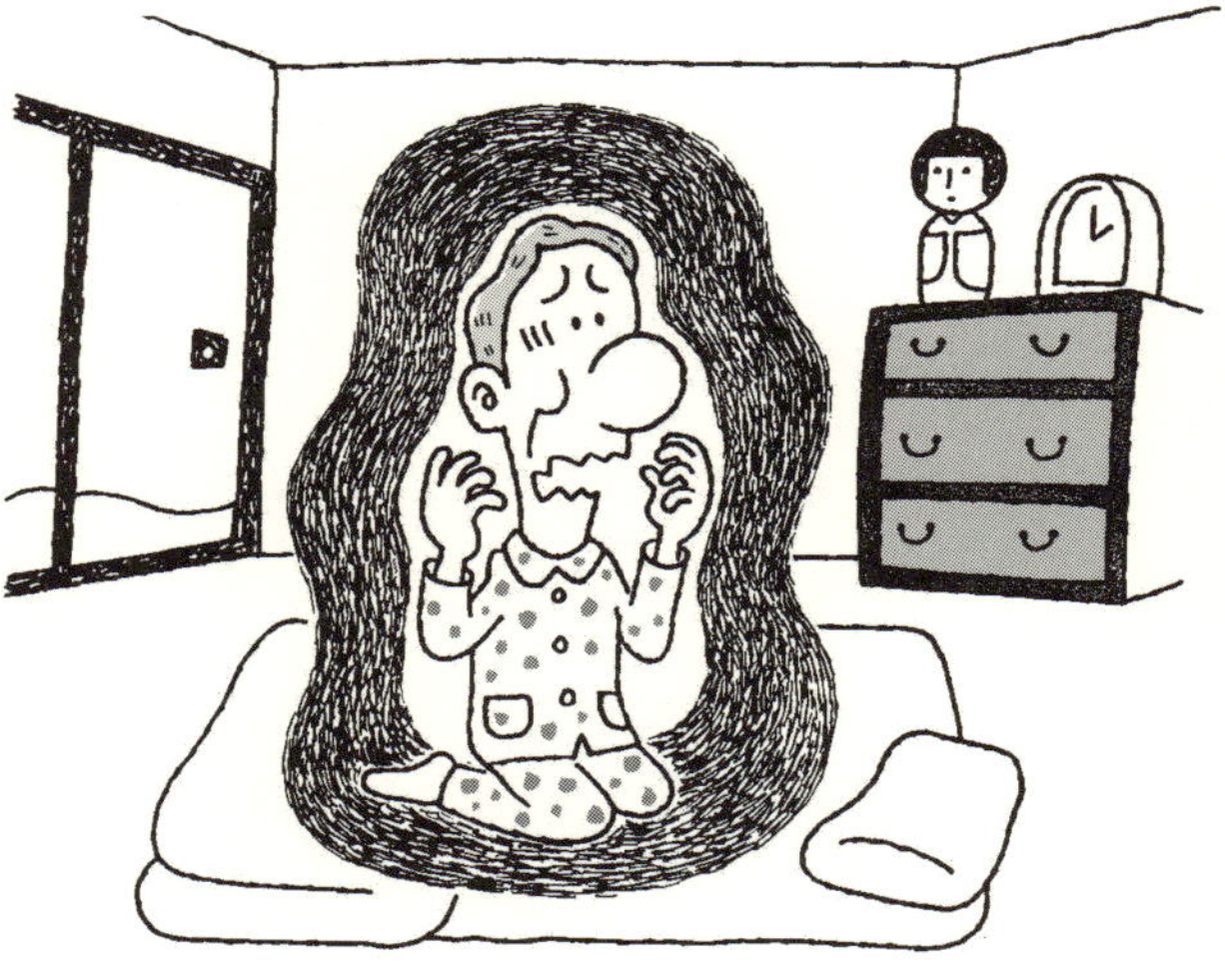

でしょう。

……。さまざまな考えが次々と頭に浮かんできて、数分後にはひどい恐怖に襲われる

そういう時に私たちはどうするでしょうか。誰もいなければ、一番頼りになる人の名前を、その人が来てくれるまで呼び続けるでしょう。また、自分の知っている人がいないかとあらゆる部屋を捜し回るはずです。

認知症の人も、このような状態におかれたのとまったく同じ行動をしていると考えれば、夜間不眠はそんなにおかしいと感じないはずです。ここは自分の部屋だとわかるようにして、恐怖感をやわらげてあげることがポイントです。例えば……

▽部屋も廊下も明るくしておく

▽目を覚ました時にいつも使っているタンスや衣類がすぐわかるようにする

▽夜中でもラジオやテレビを適切な音量でつけておく

▽家族の声や好きな歌などを録音したテープを流すなど、いろいろな音が聴こえるようにする

大事なことは、第一四節（六三～六四ページ）でも紹介しますが、認知症の人の恐

怖感をいかに抑えるかということです。

認知症の人の過去の経験が、現在の症状と深い関連をもっている場合も少なくありません。認知症の人の言動を正しく了解する上で、このことを覚えておいてください。周囲の人は、本人の生活歴・職業歴を詳しく知って、認知症の人の気持ちを理解するように努めることが大切です。

夜間不眠の対処法

- ●部屋も廊下も明るくしておく
- ●目を覚ました時、いつも使っているものがすぐわかるようにする
- ●ラジオやテレビを適切な音量でつける
- ●家族の声や好きな歌などのテープを流す

12

九大法則⑨衰弱の進行
老化の進行が二～三倍速い

認知症をよく理解するための第九の法則は、「衰弱の進行」の法則です。「認知症の人の老化の速度は非常に速く、認知症でない人の二～三倍のスピードで進行する」という特徴を言います。

アルツハイマー型認知症や高齢者の多発性脳梗塞など加齢が背景になっている認知症には、この特徴がよく当てはまります。ただ、脳卒中や脳挫傷《ざしょう》などのため、若くして認知症になった人では長い経過をたどる場合があります。

四〇～五〇代で発症した若年性認知症の人は衰弱の進行が驚くほど速い場合もあります。九〇代の高齢者では、認知症があってもなくても同じスピードで老衰が進行するような印象を持っています。

「毎日六～七時間歩いても、疲れた様子もないのです。食欲は私よりもあります。とても八六歳とは思えない元気さです。事故が起こってはと思って一緒に歩いているのですが、私の体がもちません。この状態がどれくらい続くのでしょうか」

「食事がとれなくなったら衰弱が急速に進行し、二週間目に亡くなってしまいました。以前先生から、認知症の人の衰弱の進行は速いと言われていましたが、こんなに速く衰弱が進むとは正直思っていませんでした」

「認知症の人と家族の会」などがおこなう介護者のつどいでは、こんな会話が日常的に交わされます。

高齢者を四つのグループに分け、それぞれのグループの年ごとの累積死亡率を五年間追跡調査した結果（長谷川和夫認知症介護研究・研修東京名誉センター長の調査）があります。

それによれば、認知症高齢者グループの四年後の死亡率は左図のように八三・二％で、正常高齢者グループの二八・四％と比べると約三倍になっていました。

元気で行動的であった人が、数年経過すると動きが悪くなって通所できなくなる、買い物や配膳などの共同生活ができていた人が室内に閉じこもるようになり寝たきりになる……。デイサービスや認知症グループホームなどの利用者の変化を見ると、こうした例が少なくありません。

認知症高齢者と正常高齢者の死亡率

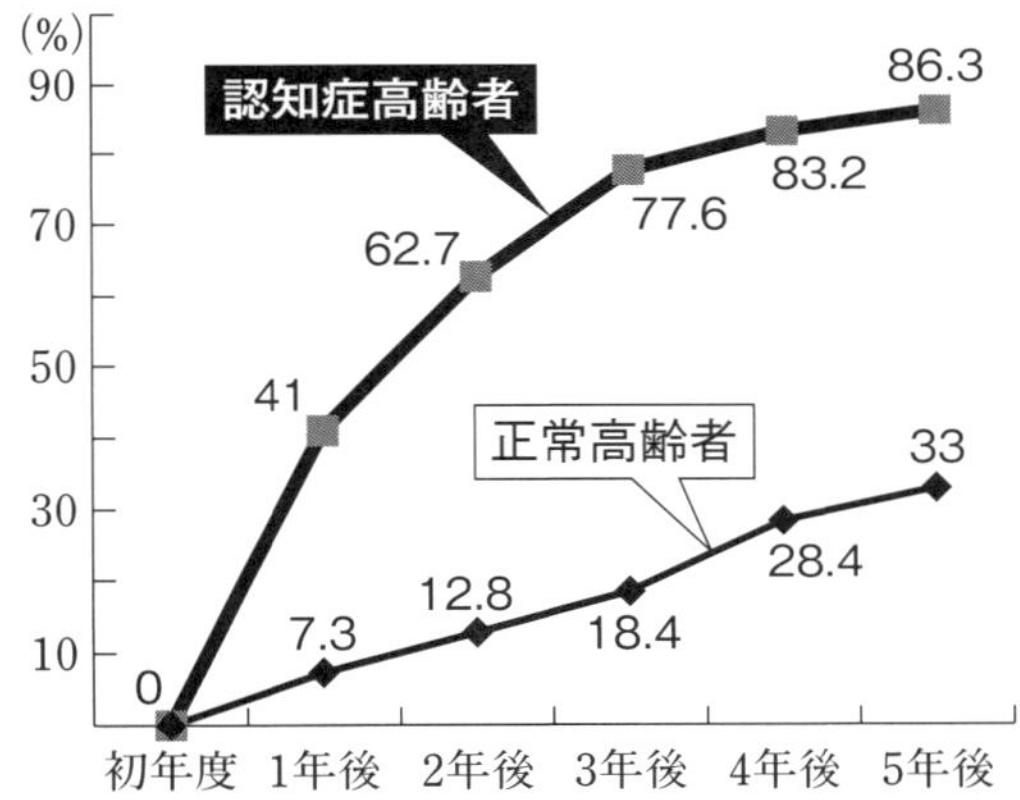

（出所）日本老年医学会雑誌17巻6号、1980年。

したがって、何年、何十年にわたって介護し続けなければならないのかと思い悩んでいる家族に対して、私は次のように説明することにしています。

「認知症の人の場合、同じ年齢の正常な人と比べて老化が約二～三倍のスピードで進むと考えてください。例えば二年たてば四～五歳年を取ったのと同じ状態になりますから、看《み》てあげられる期間は長くはないのです」

ただし、アルツハイマー病でも非常に速く進行する例もあれば、二〇年間にわたって穏やかに進行する例もあります。疾患そのものの性質によって変わってきます。落ち着いた環境での適切な介護によって経過がゆっくりになることもありますから、この特徴はすべての認知症に当てはまるわけではありません。

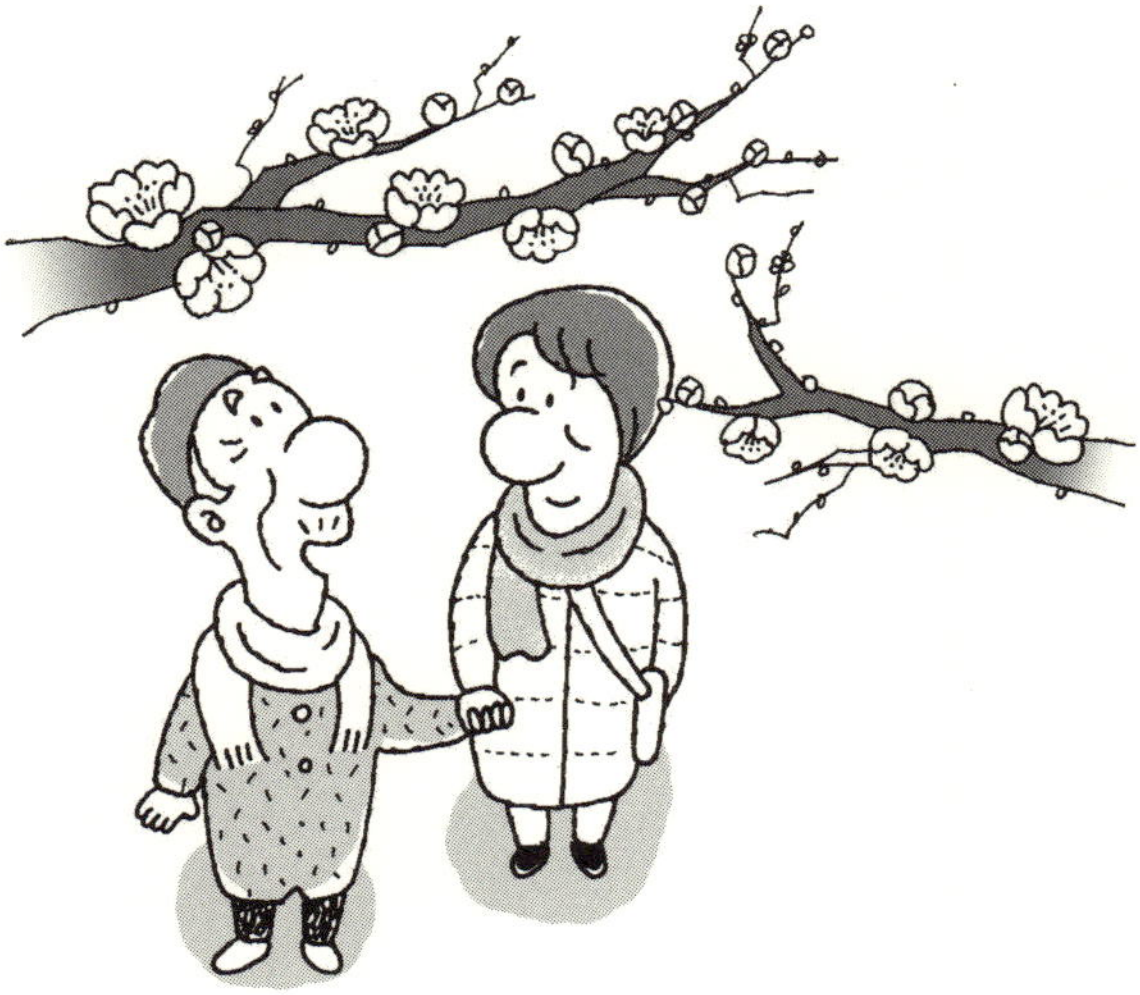

13 対処法①入浴・排泄

嫌がればすぐ対応を変更

これまで、認知症をよく理解するための「九大法則」について述べてきました。それらの特徴をふまえ、これから具体的な症状への対応について考えていきたいと思います。大部分の介護者が経験する、入浴と排泄《はいせつ》の問題を取り上げてみましょう。

入浴に関しては、入浴を拒否する、何回も入る、沸いていない風呂に入る、身体を洗わない、浴槽の中で排便するなど、さまざまな症状があります。

入浴を嫌がる認知症の人の気持ちは、第一〇節の「作用・反作用」の法則でのべた通りです（四六～四七ページ）。その気持ちに沿って入浴を勧めることが大切です。例えば次のようなことです。

(1)「風呂に入らないと体が不潔になりますよ」「何日も入っていませんよ」などの言い方では反発し、かえって入浴拒否が強くなることも。「いい温泉で気持ちがよいですよ」「私も入りますから一緒に入りましょう」というように、何となく風呂に入りたいなと思わせる勧め方を工夫する。

(2) おしゃれだった人や、身ぎれいにするのを好む人には、「外出するのできれいにしましょう」「お客さんが来るので身だしなみを整えましょう」と言いながら入浴を勧めてみる。

(3) 順番やスケジュールにこだわらないで、機嫌のよい時に入浴ができるようにする。「お風呂からあがったら、一杯飲みましょう」「風呂あがりの冷たい牛乳はおいしいですよ」など雰囲気作りを考え、実践する。

(4) 自宅の風呂を嫌がるならデイサービスの入浴を利用する。デイサービスでの入浴を嫌がるようであれば、自宅の風呂や銭湯などを利用する。あるいは訪問入浴サービスを利用するなど、入浴の場を適時変更する。

以上のような工夫が考えられます。大事なことは、嫌がった時には⑷のように速やかに対応を変更し、嫌がる気持ちを強くしないことです。

手に付いた大便をトイレの壁やタオルなどに塗りつけて汚すことを弄便《ろうべん》と言います。

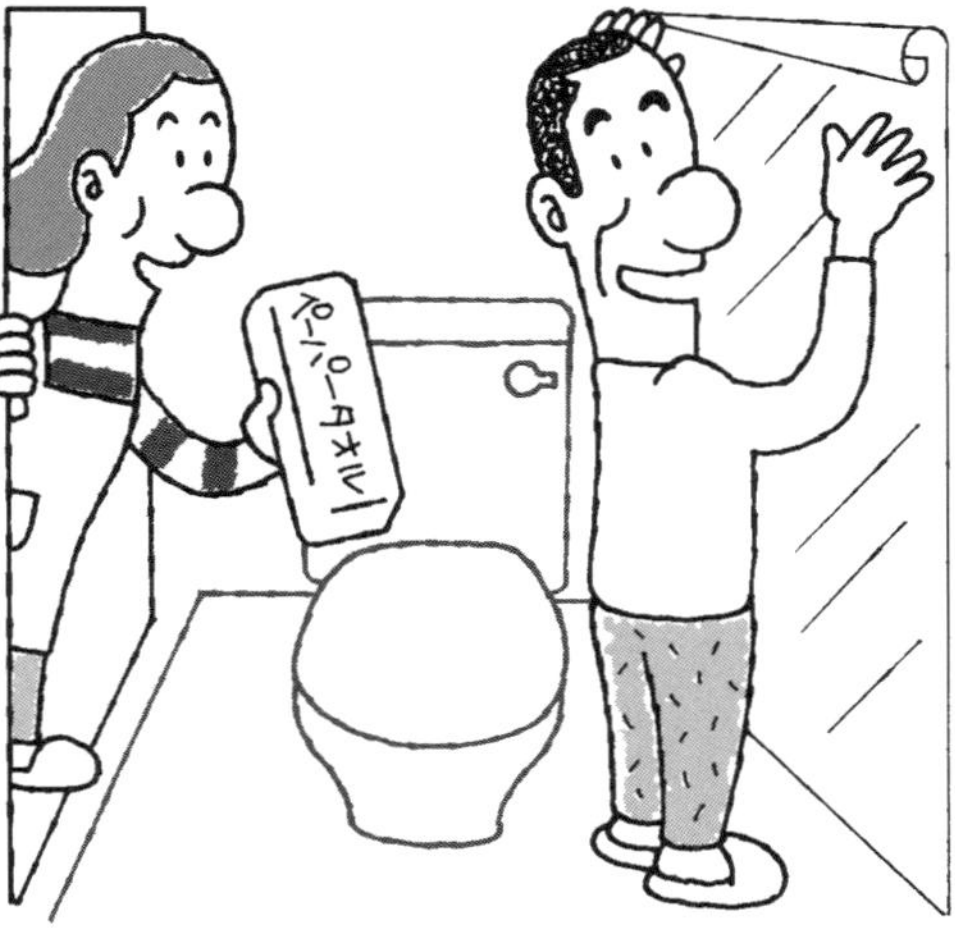

手にべっとりした物が付くと、誰でも思わず手を拭《ぬぐ》ってしまいます。

同じように、手に付いた便を、便と理解できないまま拭ったただけのことです。叱っても効果がないし、「そんなことをした覚えがない」と本人から否定されると、介護者の怒りが増すだけです。

トイレの壁に紙やビニールを張り、汚されたら取り替えます。汚れてもよい布やペーパータオルを掛け、家族が使うタオルは別にするのがよいでしょう。紙の張り替えなどの手間はかかりますが、汚れた壁を雑巾で拭き取るよりも断然楽です。

畳の上で大便をされたら、後始末に手間がかかるだけでなく、再び失敗されたらたまらないという精神的ストレスが加わります。筆者は介護者に「畳の上に水を通さない上敷きを敷いたらどうでしょう。始末が楽になり、イライラが軽くなりますよ」と話しています。

失禁という症状を抑え込むことができなくても、後始末が簡単だと思えるだけで精神的なストレスは軽くなるものです。

排泄トラブルへの対処
——後始末を楽にしてストレスを軽く

- ●トイレの壁に紙やビニールを張り、汚れたら取り替える
- ●汚れてもよい布やペーパータオルを掛けておく
- ●畳の上に防水シートを敷く

14 対処法②徘徊・不眠

GPS携帯など予防的対応を

この節では、徘徊《はいかい》と夜間不眠の対処法について考えてみます。

徘徊とは、「あてもなくさまようこと」ではありません。「家に帰る」「会社に行く」「子どもを迎えに行く」「買い物に行く」「怖いところから逃げる」「散歩に行く」など、その行動には原則として目的があります。

しかし、認知機能が低下しているので、途中で道を間違えたり、目的がわからなくなったりします。頭に描いているイメージと現実とが一致しないため混乱してしまい、「徘徊」し始めるのです。

最初の徘徊は予知なく「ある日、突然起こる」ものです。起こることを前提として、

徘徊SOSネットワークのイメージ

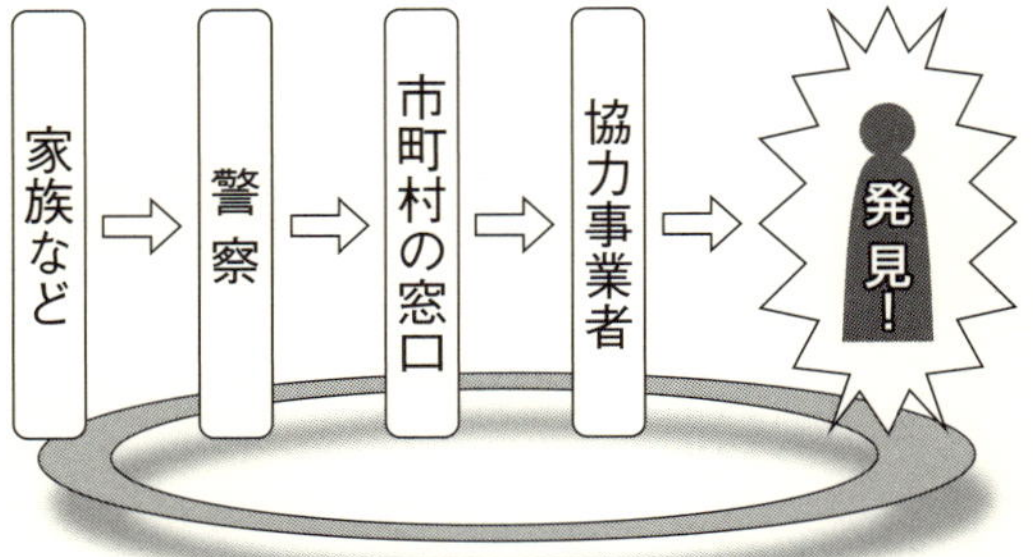

（616市区町村が運用しています。2014年４月時点）

携帯電話をＧＰＳ対応にして位置情報がわかるようにする、持ち物に連絡先を書き入れる、近所の人に理解と協力をお願いするなどの予防的対応をしておくと、いざという時に慌てないで済みます。

徘徊を経験した介護者は、再び徘徊するのを心配するあまり、認知症の人を監視したり、行動を抑制したりしがちです。すると、「自分はいつも監視されている」「変な人が追いかけてくる。逃げなければ……」と認知症の人が考えて、徘徊がひどくなることがあります。

地域で自治体や警察、民間事業所などが協力して行方不明者を捜し出す「徘徊ＳＯＳネットワーク」の構築が進んでいます。徘徊を経験したら、市町村の窓口や地域包括支援センターなどに相談し、早めに登録して利用するのがよいでしょう。

夜になると落ち着かなくなって、大声を出したり、家族や介護者の名前を呼んだりします。家族は眠れないばかりか、近所への迷惑を考えるとたまらなくなります。これらの症状を「夜間不眠」と言います。第一一節の「症状の了解可能性」の法則で説明したように（四九～五一ページ）、時間や場所の見当がつかなくなる「見当識障害」からくるものです。

介護者が来てくれれば安心して眠りますが、眠りが浅いから目を覚まします。先ほど安心したことを忘れて恐怖感に襲われ、再び騒ぐことを繰り返すのでしょう。

対応策としては

▽見慣れたものを近くにおき、目を覚ました時にここがどこなのかすぐわかるようにしておく
▽人のいる居間で過ごすようにする
▽食べ物を食べさせる
▽時には添い寝をする

などの方法があります。

昼夜が逆転し、昼間にうとうとして夜間に目が覚めてしまうような場合には、散歩など無理のない範囲で体を動かす工夫や、介護者の負担を軽くするため介護サービスの利用も考えられます。

不安感や興奮が強く、どうしても眠らない場合は、睡眠薬や強力トランキライザー（精神安定剤）、鎮静作用をもつ漢方薬などを使って眠らせることもせざるをえません。

薬の使い方の基本としては、十分な効果が得られるほど多い量を使うのではなく、少し落ち着いて周囲が受け入れられる程度に抑えましょう。

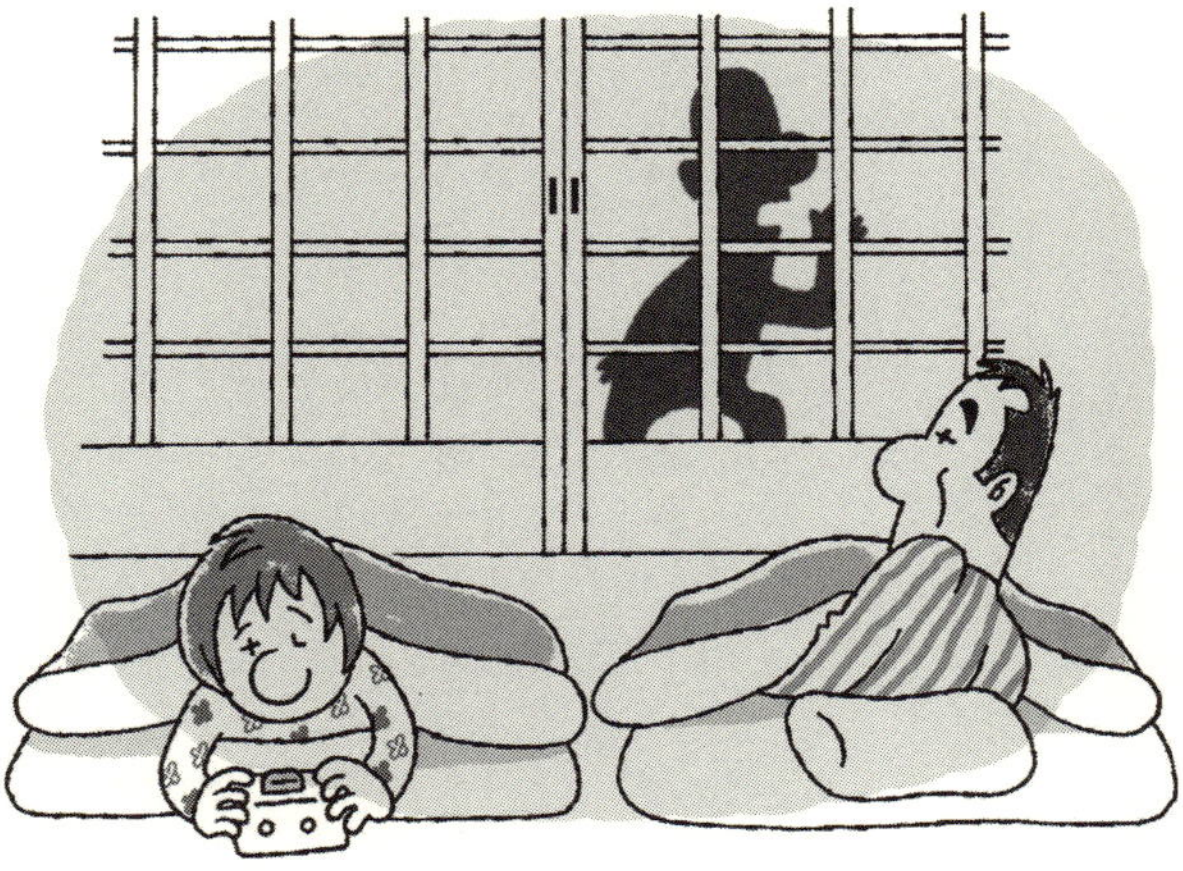

15　対処法③妄想・収集癖

症状の背景に過去の苦労

次に、認知症の人に見られる妄想や収集癖の問題について考えます。

妄想とは、現実ではないものを現実と思い込んで行動することです。認知症の世界を正しく理解すれば、その言動を了解できることがたくさんあります。

例えば「一〇年前に亡くなった人が今日遊びに来た」という場合。第四節で説明した「記憶の逆行性喪失」の特徴（二一～二四ページ参照）から、認知症の人の記憶が一〇年以上前に戻っていると考えれば、異常ではなくなります。

さて、「財布がなくなった」「お金を盗まれた」「大事な着物を断りもせずに嫁が勝手に着ている」というような物盗《と》られ妄想・被害妄想は、対応困難な症状の一つです。

しかも、第五節でのべた「症状の出現強度」に関する法則の特徴通り（二二五〜二二七ページ参照）、犯人に仕立て上げられるのは一生懸命に介護している介護者ですから、介護者はたまりません。

「財布がなくなった」と大騒ぎし、家族も一緒になって捜したら、本人の布団の下から見つかったとします。これも第六節の「自己有利」の法則（二二九〜二三一ページ参照）により、「誰かがそこに隠したのだ」といって、自分がしまい忘れたことを認めようとしません。

家族は、お金や物に対する執着は醜《みにく》く、情けなく、他人には話せないと思い、どう対応していいのか戸惑ってしまいます。

私の経験では、金銭に対し強く執着してい

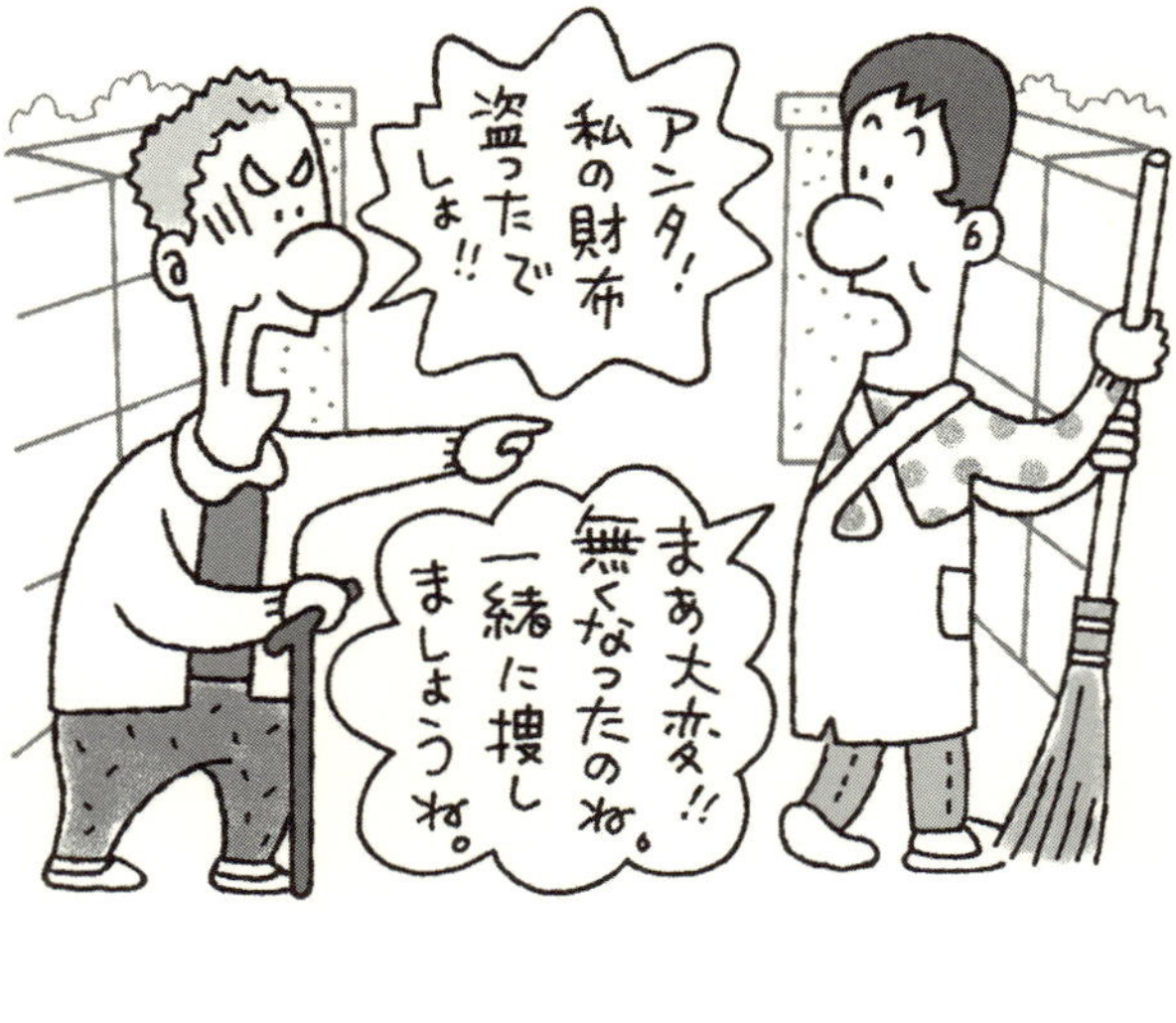
アンタ!
私の財布
盗ったで
しょ!!
まあ大変!!
無くなったのね。
一緒に捜し
ましょうね。

る認知症の人は、多くの場合、過去に経済的に厳しい体験をしています。

女手ひとつで子どもを育てた人、倒産や詐欺《さぎ》にあった経験をもっている人、長い間独り暮らしをしていた人など、どの人も生きていくのに最も重要な手段である金銭や物に執着するのは無理もない人たちであると言えます。

「子育ての大変な苦労が、物盗《と》られ妄想の背景にあるのですよ。お母さんの苦労を理解して今の症状を受け止めてください」と説明すると、介護者の受け止めはよくなります。

具体的な対応方法としては

▽否定や非難をせず一緒に捜す

▽話題を変える

▽第三者に入ってもらう

▽「見つかってよかったね」と一緒になって喜ぶ

などの対応が基本です。

収集癖はそれほど多く見られる症状ではありませんが、対応に苦慮する症状の一つです。

ゴミ、靴、傘、草花、金属などなんでも集めてきます。同じものを執拗《しつよう》に集めますが、時期が過ぎると見向きもしなくなります。その代わり次は別の種類のものを集めるようになり、本人の関心と体力が低下するまで続きます。

屋内外にゴミの山を作られるのも大変ですが、「盗んできたものでは？」「見つかって警察沙汰になったらどうしよう」など、家族の気持ちは平穏でなくなります。

これは二～三歳の子どもがさまざまな物を集めたり、きれいな花をとってきたりするのと同じです。高度な判断能力の低下する前頭側頭型認知症によく見られる症状です。

目の前で無理やり捨てたりせず、本人に気づかれないよう少しずつ片付けるのがいいでしょう。

16

対処法④コミュニケーション
身ぶり手ぶりで意思疎通

認知症の初期では、軽い物忘れや理解力の低下はあっても仕事や家事などをこなし、コミュニケーションにほとんど支障をきたさず社会生活を送ることができます。

しかし、認知症は徐々に進行する病気です。これまで述べてきた「九大法則」の特徴を示しながらコミュニケーション能力が低下し、最終的には成り立たなくなります。

認知症の人と接する人が**知っておきたい三つの原則**があります。これまで折に触れ述べたこともありますが、「三原則」として改めて示しておきましょう。

【原則①】記憶になければ、本人にとっては事実でない。

【原則②】本人が思ったことは、本人にとっては絶対的な事実である。
【原則③】認知症が進行しても、プライドは持ち続ける。

周りの人には客観的な真実であっても、本人にとっては記憶障害のために真実でない、ということが、認知症では日常的に起こり得るのです。

この原則が理解できないと、事実確認のために介護のエネルギーと時間を無益に使うことになり、混乱が増すばかりで消耗してしまいます。

食事をしたことを忘れて「食べてない！」、服薬したことを忘れて「薬を飲んでいない！」、無実の人間に「私の大

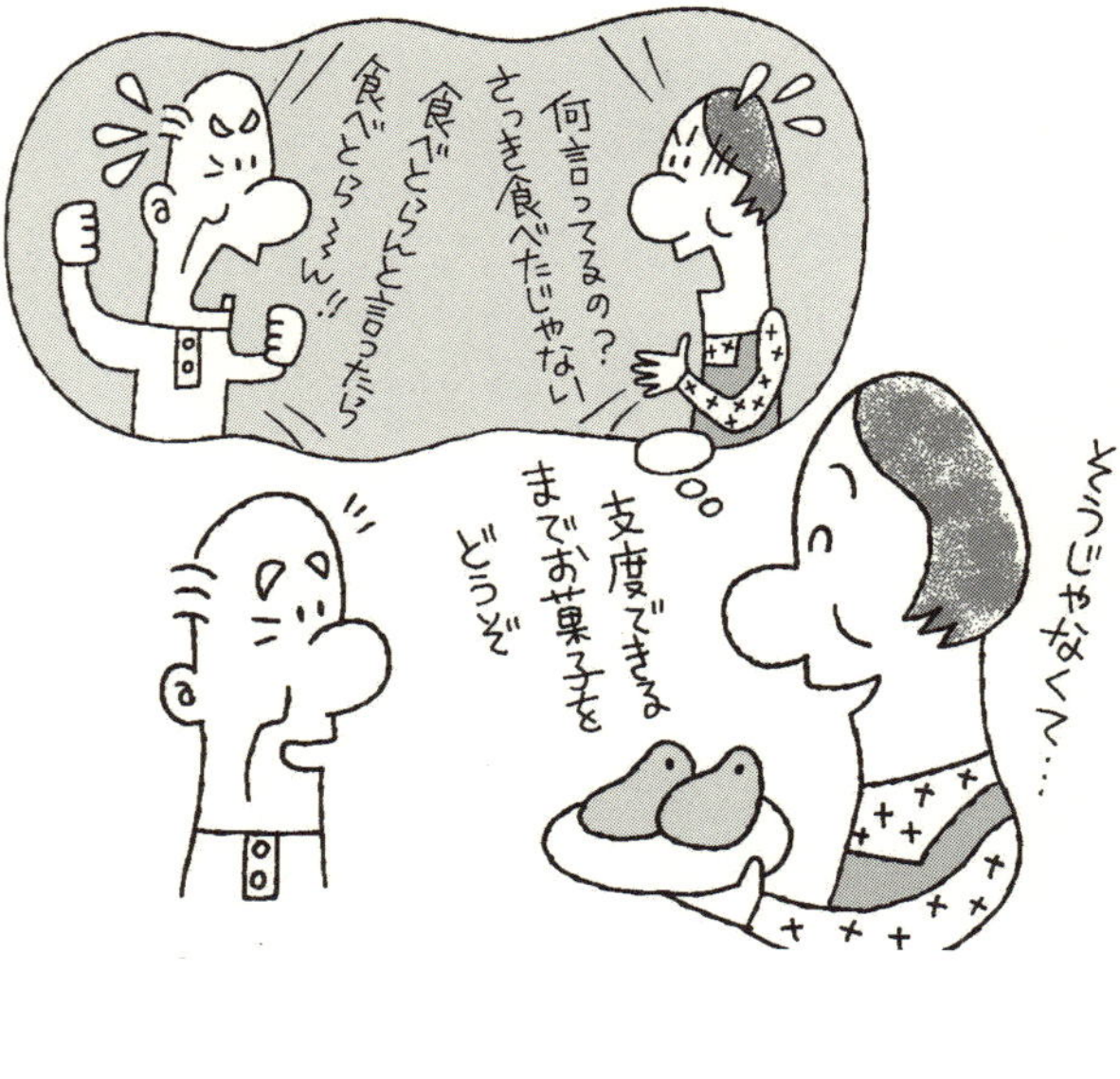
何言ってるの？
さっき食べたじゃない
食べとらんと言ったら
食べとら～ん!!
そうじゃなくて…
支度できるまでお菓子をどうぞ

切な着物をお前が隠した！」などという場合には、「本人の世界ではそれが事実である」といったん認めた上で、安心させるような対応をするのがよいでしょう。

プライドが傷つけられるような言動に対し、認知症の人は強く敏感に反応します。以前、「認知症の人と家族の会」の会員が体験を私に教えてくれました。「母の言動にカーッとなった時、隣の部屋に行って呼吸を整えた上で、笑顔を作って〝ごめんなさいね〟と母に話しかけたら、びっくりするほどよい笑顔が返ってきました」

否定・強制・断定・批判などの話し方でなく、第八節「感情残像」の法則で述べたように（三九ページ）、

①ほめる、感謝する

②同情（相づちをうつ）

③共感（「よかったね」を付け加える）

④謝る、事実でなくても認める、上手に演技をする、ウソをつく

などのような対応をすると、穏やかなコミュニケーションが可能になります。

言語による理知的なコミュニケーションが成り立たなくなっても、身ぶり・手ぶり・表情・身体的な接触などの感性的なコミュニケーションは成立するものです。にこやかに相手の目を見つめながら、また手などを握ったりさすったりしながら語りかけると、認知症の人は穏やかになり、こちらの気持ちが伝わります。

音楽・絵画・造形などの感性的な行動は長く維持されるものです。音楽を聴く、歌を歌う、絵を描く――などをコミュニケーションの手段として取り入れると、驚くほど素晴らしい能力を発揮する人もいます。

いずれにしても、認知症を正しく理解し、認知症の人の世界や気持ちを大切にして、コミュニケーションを持つことが基本です。

17

対処法⑤暴言・暴力

自分だったら……と考える

介護者にとって深刻な症状である暴言・暴力の問題。これも、認知症の人の立場に立って考えれば、決して異常な言動ではないと理解できます。監禁されたり、不当に非難されたり、身に覚えのないことを追及されれば、誰でも激しく反応するでしょう。認知症の人は知的機能の低下により、そのような状況に陥っている人であると考えなければなりません。

暴言・暴力に関して介護者が知っておくべきことをまとめてみました。

▽認知症の人の世界では、暴言・暴力は決して理解できない言動ではありません。同じ状況であれば、誰でもおこなう言動にすぎないと言えます。

▽したがって、認知症の人の言動を非難したり抑制するのは効果がなく、症状を悪化させる場合が少なくありません。第八節「感情残像」の法則（三七～三八ページ）の通り感情を荒立てず、よい感情が残るように接することが大切です。

▽認知症の人に見られる「九大法則」から認知症の人の世界やその言動の背景を知り、介護者自身の立場に置き換えて考えることが重要です。つまり「自分が認知症の人の立場であればどのような言動をするのだろうか？」と考える姿勢を常に持ちたいものです。

▽血管性認知症などの場合は、怒ったり手をあげたりする言動が突然出現することがあります。情動を発生させコントロールする脳神経細胞が障害を受け

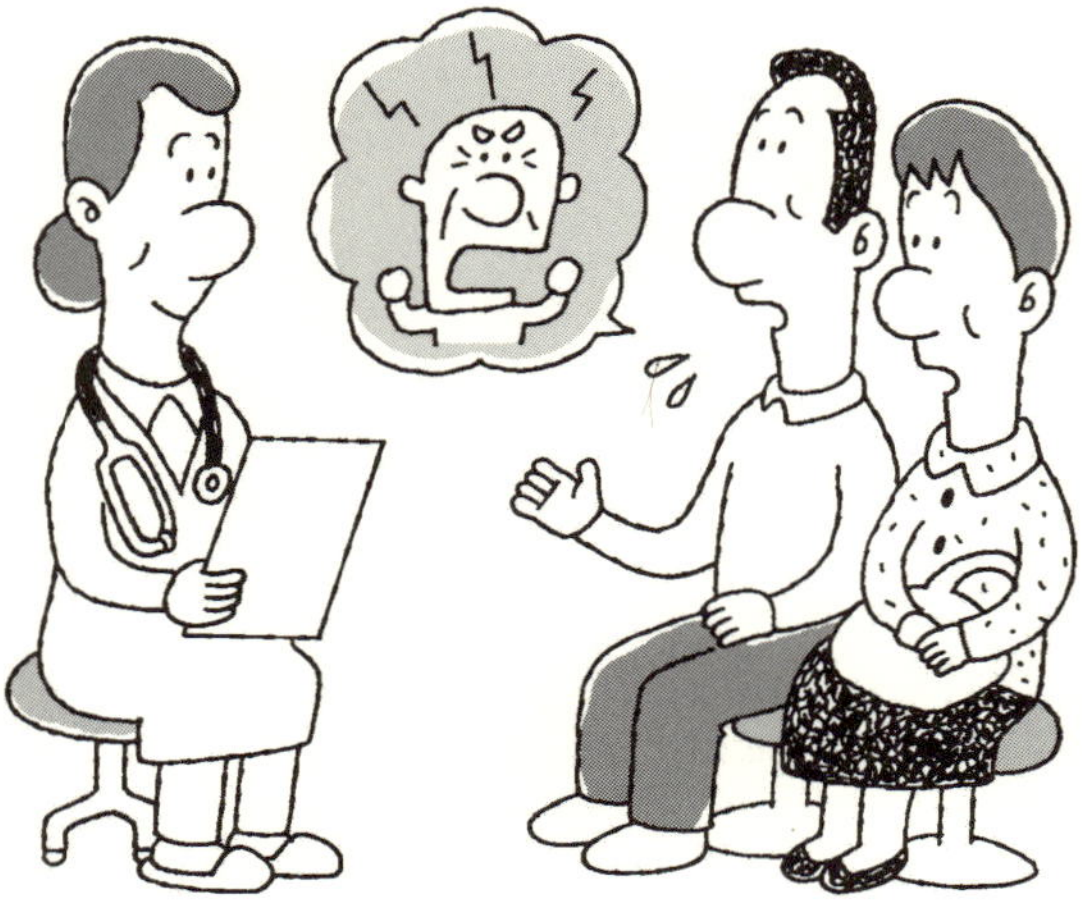

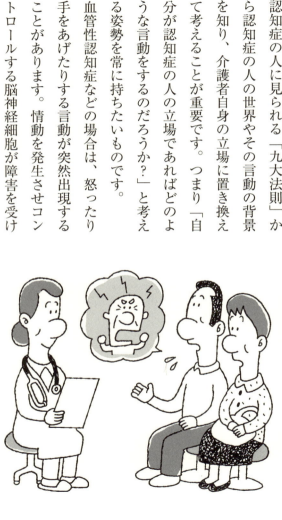

ります。

ているケースでは抗けいれん剤などが有効な場合があると思われます。このようなケースでは抗けいれん剤などが有効な場合があ

▽暴言による周囲との間の強い緊張状況や、暴力による身体傷害や物損が発生することもあります。時に認知症の人を隔離したり、薬物で言動を抑制したりする必要も出てきます。

▽しかし、激しい症状もいずれは消えるものです。第九節「こだわり」の法則で述べた「長期間は続かないと割り切る」という対応法です（四二〜四四ページ）。

次に性的な異常行動について考えてみましょう。

平気で下半身を露出したり、介護者に性器を触れるよう要求したり、数十年触れたことがなかった配偶者の体を突然触り始めたりすることは珍しくありません。介護者にとって理解や受け入れが難しい症状の一つです。

認知症の人は「記憶の逆行性喪失」の特徴から記憶が昔に戻っていくので、若い時の気持ちで行動するということを頭に入れておいてください。

また、判断力が低下しているので、羞恥心《しゅうちしん》や遠慮がなくなります。息子や嫁などの見当がつかなくなっているので誰に対しても遠慮しなくなるのです。

叱っても効果がありません。食べ物や趣味などに関心を向ける、散歩やリハビリで身体を動かすなどの方法が有効です。症状が激しいと薬で抑える場合もあります。

家族もヘルパーも介護のストレスが大きいので、相談し、打ち明けられる人を持つことが必要です。ケアマネジャー、医師・看護師、知人、「認知症の人と家族の会」のメンバーなどを相談相手に持つとよいでしょう。

知っておきたいポイント

- 認知症の人の世界を理解しよう
- 非難、抑制は効果がない
- 自身の立場に置き換えて考える
- 血管性認知症などには抗けいれん剤が有効な場合も
- 激しい症状もいずれは消える

18　診断・治療

略歴、病歴を書いておく

　認知症の診察・検査では、問診や身体診察、知能検査、頭部ＣＴ、ＭＲＩ、ＰＥＴ（脳の活動状態を知る）、ＳＰＥＣＴ（脳の血流を調べる）などの画像診断、および血液・尿などの一般検査などがおこなわれます。

問診は本人と家族に対しておこなわれます。家族は、本人の前では話しにくいこともありますし、短い時間に要領よく話さなければなりません。

　そこで、本人の略歴（出生地、学歴、職業歴、結婚歴、家族構成など）、既往歴（これまでかかった病気、手術歴、事故、アレルギーなど）、生活習慣、現病歴（いつ頃から、どのようなきっかけで症状が始まったか、その後どのように変化してきたか、いま困って

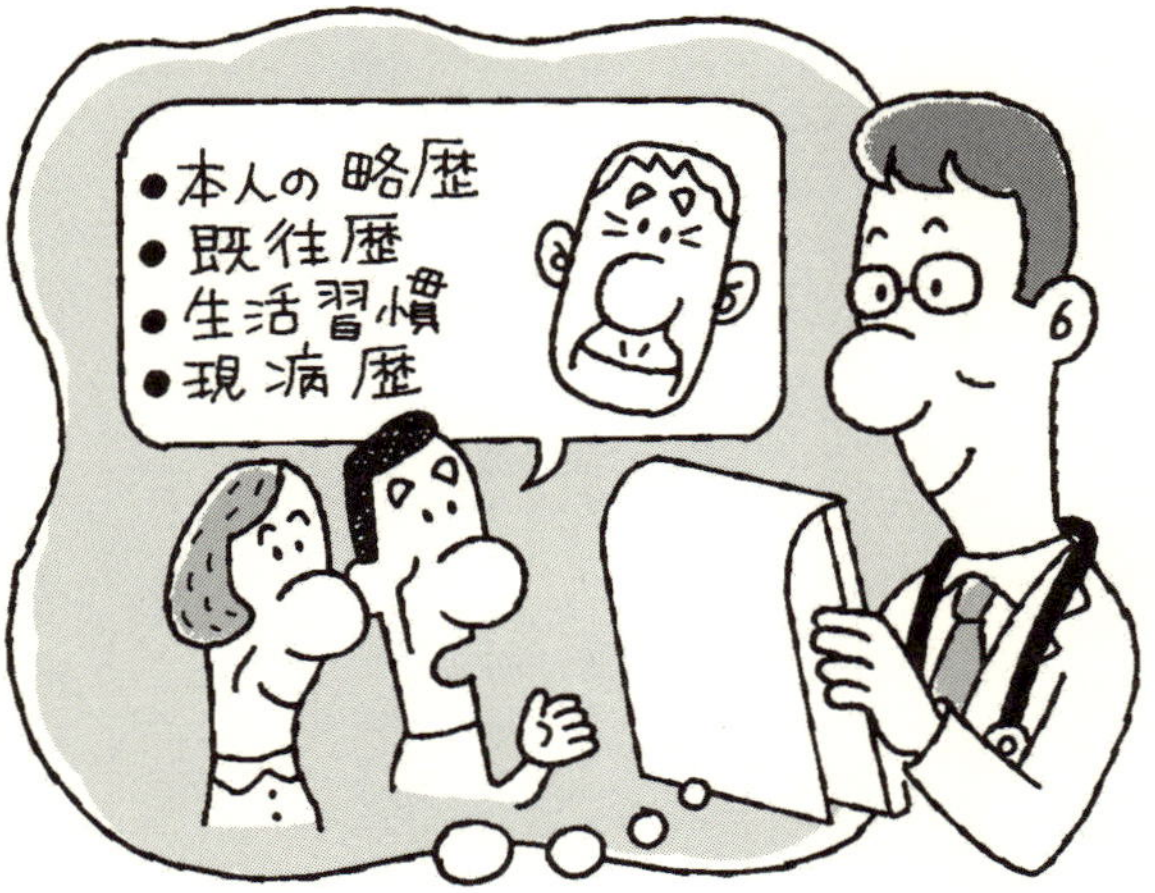

いる症状は何か）――などについて、あらかじめ用紙に書いて診察前に医師に提出しておきます。すると問診がスムーズに進行します。

知能検査としては「改訂版　長谷川式簡易知能評価スケール（ＨＤＳ－Ｒ）」や「ミニメンタルステート検査（ＭＭＳＥ）」などがおこなわれます。

このような診察・検査によって、認知症を起こす数多くの原因のうち最も当てはまる原因が確定され、認知症の進行度が明らかになります。

認知症の治療法としては、

▽アルツハイマー型認知症やレビー小体型認知症の治療薬
▽周辺症状に対する抗精神病薬・抗不安薬・脳循環代謝改善薬・漢方薬などの薬物

療法

▽音楽療法、回想療法、運動療法、美術療法、アニマルセラピーなどのリハビリ療法

などがあります。

介護保険で受けられるデイサービス・デイケア、ショートステイ、訪問介護、訪問看護などを適切に利用すれば、認知症の人の気持ちを穏やかにさせる効果があります。

認知症の原因として最も多いのがアルツハイマー型認知症です。血管性認知症、レビー小体型認知症がこれに続きます。これらの疾患は進行を予防する薬はありますが、治す治療法はありません。

しかし、頭蓋骨《ずがいこつ》と脳の間に血液が徐々にたまる慢性硬膜下血腫や、脳の中心部の脳室が拡大する正常圧水頭症、脳腫瘍などは、早く発見して適切な治療を受ければ改善することがあります。

また、新陳代謝をつかさどる甲状腺ホルモンが低下する甲状腺機能低下症も原因の一つです。これは甲状腺ホルモンを処方して服用すると劇的に改善します。「治る認

知症」を見逃さないことは重要です。

現在、アルツハイマー型認知症に対しては四種類の薬が保険診療で使用可能となっています。しかし、治療薬とはいうものの、アルツハイマー病の原因であるアミロイド・ベータの沈着を予防したり、除去するものではないのです。認知症の症状をわずかに改善する効果しかありません。

妄想、興奮、暴力など周辺症状を改善する向精神薬や漢方薬などが使われることがあります。食欲不振、ふらつき、転倒などの副作用に注意して使用することが必要です。

認知症の治療法

【薬物療法】

アルツハイマー型認知症やレビー小体型認知症、周辺症状に対する治療薬

【リハビリ療法】

音楽、回想、運動、美術、アニマルセラピーなど

19　経験通じ、人間的に成長

私は、一九八一年から、「公益社団法人　認知症の人と家族の会」の活動に参加した経験を通して、どの介護者も「四つの心理的ステップ」をたどりながら介護を続けていくことに気づきました。

①戸惑い・否定

家族はまず、認知症の人の異常な言動に戸惑いながらも、「認知症であるはずがない」と否定しようとします。この時期は、悩みを他の肉親にすら打ち明けられず、一人で悩む時期でもあります。

②混乱・怒り・拒絶

続いて、認知症の理解が不十分なため、どう対応してよいか分からず混乱します。

ささいなことに腹を立てたり、叱ったりします。精神的・身体的に疲労困憊《こんぱい》して認知症の人を拒絶しようとします。介護では一番つらい時期です。

拒絶しようと思っても、親戚が介護を代わってくれるわけでもありません。すぐには施設に入所できないのが現実ですから、介護は続いていきます。

③割り切り、または諦め

そのうち、怒ったりイライラするのは自分に損になると思い始め、割り切るようになるか、諦めの境地に至ります。介護に慣れてきて、第一ステップと同じ症状であっても第三ステップでは介護の混乱は軽くなります。

④受容

最終的には、認知症に対する理解が深まって、認知症の人の心理を自分自身に投影できるようになります。認知症の人を家族の一員としてあるがままに受け入れることができるようになります。

介護というきびしい経験を通して、人間的に成長をとげた状態と言ってよいでしょう。

　この四つの心理的ステップは、どんなに親思い、配偶者思いの人であっても、専門職の人であっても、自分の身内を介護することになると必ずたどる道です。問題は、最もつらい第一ステップ、第二ステップをいかに軽く、そして早く通りすぎることができるかです。

　そのためには、

▽認知症に関する正しい知識を持つこと
▽介護サービスを割り切って利用すること
▽医療・福祉の専門職や地域の人たちと交流を持つこと
▽「認知症の人と家族の会」のような介護体験者と接すること

などが重要です。

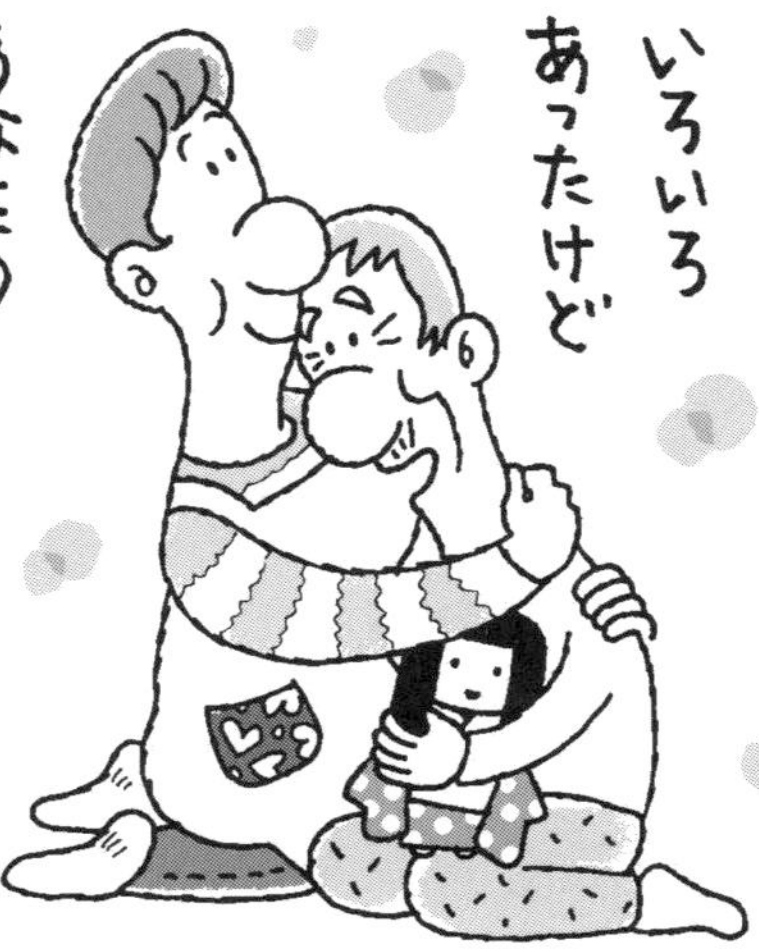
いろいろ
あったけど
あなたの
おかげで私も
成長したよ

介護が少しでも楽になり、穏やかになるための「上手な介護の12カ条」をまとめてみました。

第1条　知は力なり！　よく知ろう
第2条　割り切り上手は、介護上手
第3条　演技を楽しもう
第4条　過去にこだわらないで現在を認めよう
第5条　気負いは、負け
第6条　囲うより開けるが勝ち
第7条　仲間をみつけて、心軽く
第8条　ほっと一息、気は軽く
第9条　借りる手は、多いほど楽
第10条　ペースは合わせるもの
第11条　相手の立場でものを考えよう
第12条　自分の健康管理にも気をつけて

20

介護に関する一原則

理解の深さが関係を変える

　これまで認知症をよく理解するための「九大法則」と、主な症状に対する対処法、介護家族がたどる「四つの心理的ステップ」について説明してきました。それらをふまえ、「介護に関する一原則」を提唱して結びにしたいと思います。

　介護に関する原則とは、**「認知症の人が形成している世界を理解し、大切にする。**

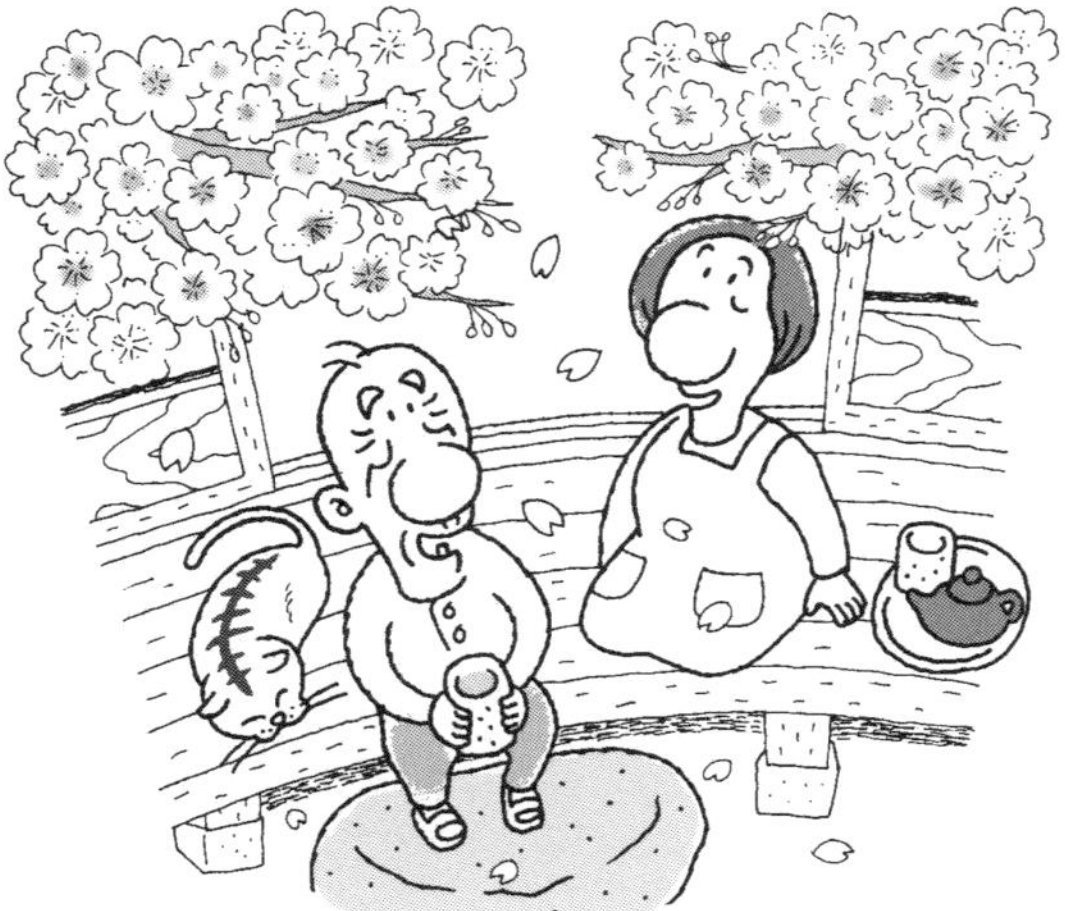

その世界と現実とのギャップを感じさせないようにする」ということです。

身内が認知症になって異常な言動を始めると、家族はしっかりしていた頃を思い浮かべながら、元に戻そうとして訂正したり、教えたり、叱ったり、嘆いたりします。そのような努力は、多くの場合効果がないばかりか、混乱を深めるだけです。なぜなら、認知症の人の思いやその世界と異なった対応をしているからです。

第一六節（六九〜七〇ページ）で解説した「記憶になければ本人にとっては事実でない」「本人が思ったことは本人にとっては絶対的な事実である」「プライドは持ち続ける」という三つの原則を十分理解し、本人の世界に合わせる対応が必要です。

私は、認知症の人を介護する介護者に対して「本人の感情や言動をまず受け入れ、それに合うシナリオを考え演じられる名優になってください。それが本人にとってもあなたにとっても一番よい方法です。そして、名優はときに悪役を演じなければなりませんよ」と話すことにしています。

介護に慣れてくれば、多くの家族は、感情を荒立てさせない介護ができるようになります。少しでも早く楽な介護をするには、第八節（三七〜四〇ページ）でふれた

「ほめる、感謝する」「同情」「共感」「謝る、事実でなくても認める、演技をする、ウソをつく」の四つのコツを思い出して実践することです。

認知症の人の世話をすることは、ときには大変つらく苦労が多いものです。介護者は家族の間で、あるいは経済的、社会的にもいろいろな問題を背負い込みがちです。そんなときに自分自身は〝俳優である〟と発想することは、心の負担をほんの少しでも軽くすることになるはずです。

とにかく、認知症の人によい感情をもってもらい、「自分は周囲から認められている」「ここは安心して住める」と感じられるように日頃から対応することが、一番楽で上手な介護になるのです。

介護者は、第一九節（八一～八三ページ）で述べた「四つの心理的ステップ」を経て、認知症に対する認識が「奇妙で不可解」「異常、困惑」から、「年をとってきたからやむを得ない現象」「自分もいつか認知症になるかもしれないので一生懸命介護しよう」と変わっていきます。つまり、認知症の理解の深さが、認知症の人と介護者との関係を質的に変化させるのです。

認知症をよく理解するための「九大法則・一原則」

第一の法則：記憶障害に関する法則

a　記銘力低下（ひどい物忘れ）

b　全体記憶の障害（出来事の全体を忘れる）

c　記憶の逆行性喪失

（現在から過去にさかのぼって忘れる）

第二の法則：症状の出現強度に関する法則

身近な人に対して症状がより強く出る

第三の法則：自己有利の法則

自分にとって不利なことは認めない

第四の法則：まだら症状の法則

正常な部分と認知症の症状が混在する

第五の法則：感情残像の法則

記憶を失っても抱いた感情は残る

第六の法則：こだわりの法則

一つのことにこだわり続ける

第七の法則：作用・反作用の法則

介護者の気持ちや状態が鏡のように反映する

第八の法則：症状の了解可能性に関する法則

症状のほとんどは相手の立場に立てば理解できる

第九の法則：衰弱の進行に関する法則

認知症の人の老化のスピードは速い

一原則：介護に関する原則

認知症の人の世界を理解し、大切にする

「認知症の人と家族の会」の連絡先など

1980年（昭和55年）１月20日、認知症があっても、安心して暮らせる社会が実現できればと、「呆け老人をかかえる家族の会」という組織が日本にはじめて誕生しました。その後「認知症の人と家族の会」に改名して、現在では全国の47都道府県に支部があるまでになりました。2012年度の会員数は、約10800名です。

～～「認知症の人と家族の会」の支部所在地・連絡先～～
（2015年３月現在）

本部事務局

【住所】〒602-8143　京都市上京区堀川通丸太町下ル　京都社会福祉会館２階　（月～金〈祝日除く〉９時～17時）

【電話番号】075-811-8195　【ファックス】075-811-8188

北海道支部

【住所】〒060-0002　札幌市中央区北２条西７丁目　かでる2.7　４階

【電話番号】011-204-6006　【ファックス】011-204-6006

青森県支部

【住所】〒031-0841　八戸市鮫町字居合1-3

【電話番号】0178-35-0930（呼出）【ファックス】0178-34-0651

岩手県支部

【住所】〒024-0072　北上市北鬼柳22-46

【電話番号】0197-61-5070（呼出）【ファックス】0197-61-0808

秋田県支部

【住所】〒010-0921　秋田市大町1-2-40　秋田贔屓《びいき》内

【電話番号】018-866-0391（月10時30分～14時）

【ファックス】018-866-0391

山形県支部

【住所】〒990-0021　山形市小白川町2-3-31　山形県総合社会福祉センター３階

【電話番号】023-687-0387　【ファックス】023-687-0397

宮城県支部

【住所】〒980-0014　仙台市青葉区本町3-7-4　宮城県社会福祉会館２階

【電話番号】022-263-5091　【ファックス】022-263-5091

福島県支部

【住所】〒960-8141　福島市渡利字渡利町9-6

【電話番号】024-521-4664　【ファックス】024-521-4664

茨城県支部

【住所】〒300-3257　つくば市筑穂1-10-4　大穂庁舎内

【電話番号】029-879-0808　【ファックス】029-879-0808

栃木県支部

【住所】〒321-3235　宇都宮市鐺山町894-6

【電話番号】028-667-6711　【ファックス】028-667-6711

群馬県支部

【住所】〒370-3513　高崎市北原町67-4

【電話番号】027-360-6421（呼出）（月〜土９時〜17時）

【ファックス】027-360-6422

埼玉県支部

【住所】〒331-0823　さいたま市北区日進町1-709　埼玉県たばこ会館１階

【電話番号】048-667-5553（月・火・金10時〜15時）

【ファックス】048-667-5953

千葉県支部

【住所】〒260-0026　千葉市中央区千葉港4-3　千葉県社会福祉センター３階　（月・火・木13時〜16時）

【電話番号】043-204-8228　【ファックス】043-204-8256

東京都支部

【住所】〒160-0003　新宿区本塩町8-2　住友生命四谷ビル（火・金10時〜15時）

【電話番号】03-5367-8853　【ファックス】03-5367-8853

神奈川県支部

【住所】〒212-0016　川崎市幸区南幸町1-31　グレース川崎203号（月・水・金10時～16時）

【電話番号】044-522-6801　【ファックス】044-522-6801

新潟県支部

【住所】〒941-0006　糸魚川市竹ヶ花45　金子裕美子方

【電話番号】025-550-6640　【ファックス】025-550-6640

富山県支部

【住所】〒930-0093　富山市内幸町3-23　菅谷ビル４階

【電話番号】076-441-8998　【ファックス】076-441-8998

石川県支部

【住所】〒920-0017　金沢市諸江町下丁288（月～土９時～17時）

【電話番号】076-237-7479　【ファックス】076-239-0485

福井県支部

【住所】〒917-0093　小浜市水取3-1-16

【電話番号】0770-53-3359　【ファックス】0770-53-3359

山梨県支部

【住所】〒400-0867　甲府市青沼3-14-12

【電話番号】055-227-6040（呼出）【ファックス】055-227-6040

長野県支部

【住所】〒388-8016　長野市篠ノ井有旅2337-1

【電話番号】026-292-2243（呼出）【ファックス】026-293-9946

岐阜県支部

【住所】〒509-3303　高山市朝日町浅井736

【電話番号】0577-55-3488（呼出）【ファックス】0577-55-3488

静岡県支部

【住所】〒416-0909　富士市松岡912-2

【電話番号】0545-63-3130　【ファックス】0545-62-9390

愛知県支部

【住所】〒477-0034　東海市養父町北堀畑58-1

【電話番号】0562-33-7048　【ファックス】0562-33-7102

三重県支部

【住所】〒513-0806　鈴鹿市算所5-3-38　B-1

【電話番号】059-370-4620　【ファックス】059-370-4620

滋賀県支部

【住所】〒525-0072　草津市笠山7-8-138　滋賀県立長寿社会福祉センター内

【電話番号】077-567-4565　【ファックス】077-567-4565

京都府支部

【住所】〒602-8143　京都市上京区堀川通丸太町下ル　京都社会福祉会館２階

【電話番号】075-811-8399　【ファックス】075-811-8188

大阪府支部

【住所】〒545-0041　大阪市阿倍野区共立通1-1-9

【電話番号】06-6626-4936（呼出）（月・水・金11時～15時）

【ファックス】06-6626-4936

兵庫県支部

【住所】〒651-1102　神戸市北区山田町下谷上字中一里山14-1
しあわせの村内　（月・木10時～17時）

【電話番号】078-741-7707　【ファックス】078-741-7707

奈良県支部

【住所】〒631-0045　奈良市千代ケ丘2-3-1
（火・金10時～15時、土12時～15時）

【電話番号】0742-41-1026　【ファックス】0742-41-1026

和歌山県支部

【住所】〒641-0042　和歌山市新堀東2-2-2　ほっと生活館しんぼり内

（コールセンター家族の会　月～土10時～15時）

【電話番号】073-432-7660　【ファックス】073-432-7593

岡山県支部

【住所】〒700-0807　岡山市北区南方2-13-1　岡山県総合福祉・ボランティア・NPO会館

【電話番号】086-232-6627（月～金10時～15時）

【ファックス】086-232-6628

島根県支部

【住所】〒693-0001　出雲市今市町1213　出雲保健センター内（月～金10時～16時）

【電話番号】0853-25-0717　【ファックス】0853-31-8717

鳥取県支部

【住所】〒683-0811　米子市錦町2-235

（鳥取県認知症コールセンター　月～金10時～18時）

【電話番号】0859-37-6611　【ファックス】0859-30-2980

広島県支部

【住所】〒734-0007　広島市南区皆実町1-6-29　広島県健康福祉センター２階　（事務所・相談　月・水10時～16時）

【電話番号】082-254-2740　【ファックス】082-256-5009

山口県支部

【住所】〒753-0813　山口市吉敷中東1-1-2

【電話番号】083-925-3731　【ファックス】083-925-3740

徳島県支部

【住所】〒770-0943　徳島市中昭和町1-2　徳島県立総合福祉センター１階

【電話番号】088-678-8020　【ファックス】088-678-8110

香川県支部

【住所】〒760-0036　高松市城東町1-1-46

【電話番号】087-823-3590　【ファックス】087-813-0778

愛媛県支部

【住所】〒790-0843　松山市道後町2-11-14

【電話番号】089-923-3760　【ファックス】089-926-7825

高知県支部

【住所】〒780-0870　高知市本町4-1-37　高知県社会福祉センター内

【電話番号】088-821-2694　【ファックス】088-821-2694

福岡県支部

【住所】〒810-0062　福岡市中央区荒戸3-3-39　福岡市市民福祉プラザ団体連絡室

【電話番号】092-771-8595　【ファックス】092-771-8595

佐賀県支部

【住所】〒840-0801　佐賀市駅前中央1-9-45　三井生命ビル４階

【電話番号】0952-29-1933（呼出）【ファックス】0952-23-5218

長崎県支部

【住所】〒852-8104　長崎市茂里町2-24　長崎県総合福祉センター県棟４階　（火・金10時～16時）

【電話番号】095-842-3590　【ファックス】095-842-3590

熊本県支部

【住所】〒860-0845　熊本市中央区上通町3-15　ステラ上通ビル３階　（水曜日除く毎日９時～18時）

【電話番号】096-223-5164　【ファックス】096-223-5164

大分県支部

【住所】〒870-0161　大分市明野東3-4-1　大分県社会福祉介護研修センター内　（火～金10時～ 15時）

【電話番号】097-552-6897　【ファックス】097-552-6897

宮崎県支部

【住所】〒880-0806　宮崎市広島1-14-17

【電話番号】0985-22-3803　【ファックス】0985-22-3803

鹿児島県支部

【住所】〒890-8517　鹿児島市鴨池新町1-7　鹿児島県社会福祉センター２階　（火・水・金10時～ 16時）

【電話番号】099-257-3887　【ファックス】099-257-3887

沖縄県支部

【住所】〒903-0215　沖縄県中頭郡西原町上原207　琉球大学医学部保健学科精神看護学研究室内

【電話番号】098-895-3331（内線2619）

【ファックス】098-895-1432

杉山孝博（すぎやま・たかひろ）
川崎幸（さいわい）クリニック院長。公益社団法人認知症の人と家族の会の全国本部副代表理事、神奈川県支部代表。公益社団法人日本認知症グループホーム協会顧問。公益財団法人さわやか福祉財団評議員。
1947年愛知県生まれ。東京大学医学部付属病院で内科研修後、患者・家族とともにつくる地域医療に取り組もうと考え、1975年川崎幸病院に内科医として勤務。以来、内科診療と在宅医療に取り組む。1987年より川崎幸病院副院長に就任。1998年９月川崎幸病院の外来部門を独立させて川崎幸クリニックが設立され、院長に就任、現在に至る。
主著に『イラストでわかる高齢者のからだと病気』（中央法規出版、2013年）、『認知症・アルツハイマー病――早期発見と介護のポイント』（PHP研究所、2011年）、『介護職・家族のためのターミナルケア入門』（雲母書房、2009年）など、また監修者としても『認知症サポート――目で見てわかるはじめての介護』（学研教育出版、2014年）、『認知症の人の不可解な行動がわかる本』（講談社、2014年）、『家族が認知症になったとき本当に役立つ本』（洋泉社、2012年）、『よくわかる認知症ケア――介護が楽になる知恵と工夫』（主婦の友社、2012年）など多数。

最初《さいしょ》に知《し》っておきたい 認知症《にんちしょう》

2015年５月15日　初　版
2017年１月15日　第５刷

著　者　杉　山　孝　博
発行者　田　所　　稔

郵便番号　151-0051　東京都渋谷区千駄ヶ谷4-25-6
発　行　所　株式会社　新　日　本　出　版　社
電話　03（3423）8402（営業）
03（3423）9323（編集）
info@shinnihon-net.co.jp
www.shinnihon-net.co.jp
振替番号　00130-0-13681
印刷・製本　光陽メディア

落丁・乱丁がありましたらおとりかえいたします。

ISBN978-4-406-05907-7　C0036　Printed in Japan